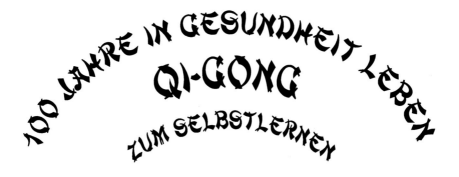

100 JAHRE IN GESUNDHEIT LEBEN
QI-GONG
ZUM SELBSTLERNEN

G. KÖNIG und I. WANCURA-KAMPIK
(Herausgeber)

nach Überlieferungen unserer chinesischen Lehrer
übersetzt und bearbeitet von
Dr. Ingrid Wancura-Kampik
Dr. Georg und Dr. Ilse König

Überarbeitung und Merkverse:
Dr. GUNTHILD KNOLL

Buchillustrationen, Graphik und Layout von
FELIX MEDLITSCH, Wien

3. Auflage

2005

Verlag Wilhelm Maudrich
Wien–München–Bern

Filmsatz und Offsetdruck: Ferdinand Berger & Söhne Gesellschaft m. b. H.,
3580 Horn, Wiener Straße 80

ISBN 3 85175 822-6

Inhaltsverzeichnis

Vorwort der Herausgeber

Es gibt viele Empfehlungen für krankheitsvorbeugende Maßnahmen.

Wir haben hier sehr einfache, aber wirkungsvolle Übungen der altchinesischen Medizin niedergeschrieben, um sie einem breiten Publikum zugänglich zu machen.

Vor Entstehung der Schrift wurde die altchinesische Medizin in Form von Merkversen von den Lehrern an die Schüler weitergegeben. Noch heute lernen die Studenten in China jene Verse, die ihnen dann ein Leben lang geläufig bleiben.

Im vorliegenden Buch werden einige Merkverse zitiert.

Die Massage ist eine altbewährte Methode zur Gesundheitspflege. Wer aber hat schon täglich einen Masseur zur Hand? Aus dieser Überlegung heraus entwickelten die Chinesen eine Reihe von Übungen, die es jedermann ermöglichen, eine Selbstbehandlung durchzuführen.

Wir reiben die Augen erst, wenn sie müde sind – die Chinesen massieren sie täglich, damit sie erst gar nicht ermüden.

Wir spülen den Mund mit allen möglichen Chemikalien – die Chinesen fördern durch Üben den Speichelfluß, da Speichel Bakterien tötet und die Verdauung fördert.

Das vorliegende Buch soll auch jenen Patienten dienen, die mit Akupunktur behandelt werden, bzw. jenen Ärzten, die mit Akupunktur behandeln.

Bei bereits bestehenden Krankheiten kann der Patient nach ärztlicher Anleitung so zusätzlich noch selbst etwas für sich tun.

Da jedoch Vorbeugen besser ist als heilen, sollte bereits der Gesunde zu üben beginnen, ehe Krankheit und Alter ihn einholen, denn: „Der Brunnen muß rechtzeitig gegraben werden, nicht erst dann, wenn der Durst bereits ausgebrochen ist."

G. König
I. Wancura

Vorwort zur 2. Auflage

Das Interesse an chinesischen Atemtechnik- und Bewegungs-
therapien hat seit der 1. Auflage dieses Buches sehr stark zu-
genommen. Heute ist Qi Gong eine anerkannte Methode zur
Vorbeugung und unterstützenden Therapie, die sich jeder in
Kursen aneignen kann.

Unser Buch gibt Anleitung zum schrittweisen Erlernen dieser
Übungen auch ohne großen Meister und nimmt damit in der ein-
schlägigen Literatur eine Sonderstellung ein.

Wir hoffen, daß das Buch auch weiterhin Ärzten und deren
Patienten eine gute Hilfestellung zur Regulierung des Energie-
flusses bieten kann.

Wien, im März 1999   Die Autoren

Vorwort zur 3. Auflage

QI GONG wird immer öfter angewendet und auch öfter, aber oft
nicht besser, zu vereinfacht, unterrichtet.

Das QI „zu lenken und zu leiten" kann erlernt werden über Bewegung, über Konzentration oder über Atmung; ein erfahrener
Lehrer wäre vorteilhaft, aber nicht leicht erreichbar.

Die hier angeführten Übungen sind durch Bilder (bei optischen
Typen) oder durch Merkverse (bei akustischen Typen) leicht er-
lernbar, sie sind wirksam und billig, aber man muss sie regelmäßig anwenden, wie Waschen oder Zähne putzen.

Wien, April 2005

Dr. G. König   Dr. I. Wancura-Kampik

Zum Vorbeugen

Um Körper und Geist bis ins hohe Alter gesund zu erhalten, empfiehlt es sich nach altchinesischer Tradition, für die Verfahren

- **Atemtherapie**
- **Selbstmassage** und
- **körperliche Bewegung**

täglich einige Minuten zu investieren.

Anmerkung der Herausgeber:
Diese Langzeiterfahrung wird von der altchinesischen Hochkultur – der einzigen, die sich bis zum heutigen Tage erhalten konnte –, überliefert. Lange vor Erfindung der Schrift wurden medizinische Erfahrungen bereits in Form von Merkversen von Generation zu Generation weitergegeben, sodaß sie nicht in Vergessenheit geraten konnten. (Auch die Veden beispielsweise oder die homerischen Epen wurden ursprünglich mündlich überliefert.)

Nur Gedichte, vor allem, wenn sie in der Jugend erlernt werden, bleiben bis ins hohe Alter im Gedächtnis haften und sind stets verfügbar, selbst dann noch, wenn das Kurzzeitgedächtnis bereits zu versagen beginnt.

Die einfachsten Mittel der Gesunderhaltung werden im Zeitalter der Technik bereitwillig verdrängt, da dem heutigen Menschen das mechanistische Reparaturdenken Descartes' („Der Mensch als Maschine") verständlich und daher vertraut ist. Organe, Gefäße, Gelenke können ausgetauscht bzw. fehlende Substanzen wie Hormone, Blut, Abwehrstoffe u.v.a. ersetzt werden.

All diese zweifellos sehr erfolgreichen Methoden sind zumeist mit enormen Kosten verbunden. Wir wollen die Notwendigkeit der heutigen Medizin hier keineswegs in Zweifel ziehen, wir möchten nur Möglichkeiten aufzeigen, der Notwendigkeit eines Ersatzes bzw. einer chemischen Substitution körpereigener Systeme vorzubeugen. Wer es versteht, seine Organe zu warten und zu pflegen, kann erreichen, daß sie bis ins hohe Alter funktionieren.

20 Minuten täglich üben.

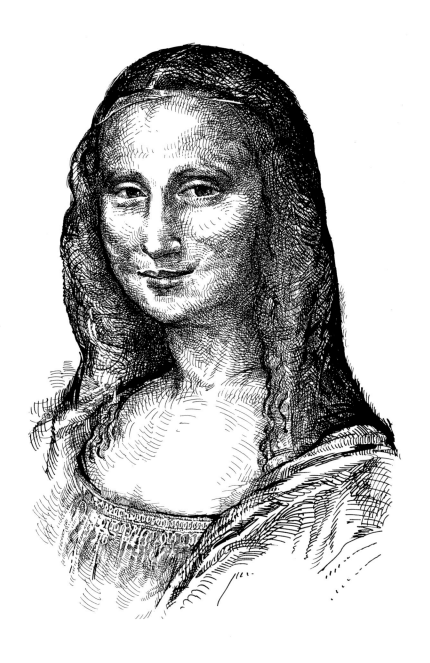

Sinnbild

So wie das Lächeln der „Mona Lisa" das ganze Gemälde von Leonardo da Vinci durchdringt, soll unser Lächeln den ganzen Körper durchdringen und harmonisieren.

10

Zum richtigen Atmen

Kein Geringerer als Johann Wolfgang von Goethe hat dem Atemvorgang folgende Zeilen gewidmet:

Im Atemholen sind zweierlei Gnaden:
Die Luft einziehen, sich ihrer entladen;
Jenes bedrängt, dieses erfrischt;
So wunderbar ist das Leben gemischt.
Du danke Gott, wenn er dich preßt,
Und dank' ihm, wenn er dich wieder entläßt.

Wie atmen Sie?

Stellen Sie sich vor, Sie werden aufgefordert, tief einzuatmen. Atmen Sie also bitte einmal tief ein und achten Sie dabei auf Ihre Schultern. (Bleiben diese ruhig und in ihrer normalen Position, so dürfen Sie den folgenden Absatz getrost überspringen.)

Bewegen sich die Schultern hingegen beim Einatmen in Richtung der Ohren – man nennt das „Schlüsselbein- oder Schulteratmung" –, so werden dabei Muskelgruppen aktiviert, die für den normalen Atemvorgang gar nicht nötig sind. Ergebnis dieser Art des Atmens ist dann aber auch „mehr Arbeit für weniger Luft", und Sie werden sich durch die hochsitzende Luftfülle vermutlich wirklich etwas „bedrängt" fühlen.

Viel ökonomischer und weniger anstrengend ist die natürliche Bauchatmung. „Natürlich" deshalb, weil sich nahezu jeder Mensch ihrer bedient, solange er dies unbewußt tut und nicht auf die Aufforderung hin, tief einzuatmen. So dient dieser Abschnitt auch einzig dem Zweck, den Übenden bei der nachfolgenden Atemübung vor übermäßiger (und unphysiologischer) Atem–*Arbeit* zu bewahren*).

---

*) Viele Sportarten bzw. körperliche Höchstleistungen erfordern das Lernen eigener Atemtechniken.

Sänger und Redner lernen die (bewußte) Bauchatmung im Zuge ihrer Ausbildung, um beim Einsatz ihres Instruments (der Stimme) nicht „außer Atem" zu kommen, denn „der Atem baut das Instrument", und jede Verkrampfung, jede zusätzliche Beanspruchung von für den Atemvorgang unwesentlichen Muskelgruppen wird begreiflicherweise das freie Ein- und Ausströmen der Atemluft in nicht geringem Maß beeinträchtigen. Nun handelt es sich aber bei der bewußten Bauchatmung keineswegs um ein peinlich gehütetes Berufsgeheimnis; vielmehr sollte auch jeder Nicht-Sänger sie beherrschen und von ihr profitieren, und sie zu erlernen, ist wirklich keine Kunst:

Am einfachsten geht es, wenn Sie sich bequem auf den Rücken legen; beide Hände liegen flach auf dem Bauch. Bei geschlossenem Mund atmen Sie nun tief durch die Nase ein. Ihre Schultern bleiben dabei ganz locker und unbeteiligt. Verfolgen Sie im Geiste den Weg der Atemluft: von der Nase in den Bauch. Mit dem Bauch aber „atmen Sie Ihre Hände weg", d. h. Sie spüren, wie sich die Bauchdecke hebt und mit ihr auch Ihre Hände.

Das Ausatmen empfiehlt sich bei geöffnetem Mund: mit Nachdruck soviel Luft wie nur möglich abatmen. Dabei senkt sich die Bauchdecke wieder, und das nächste Einatmen (durch die Nase!) ergibt sich nun nahezu wie von selbst. Wenn Sie einige Male bewußt darauf geachtet haben, bei unbewegtem Schultergürtel in den Bauch zu atmen, wird Ihnen die bewußte Bauchatmung bald so selbstverständlich erscheinen wie die unbewußte.

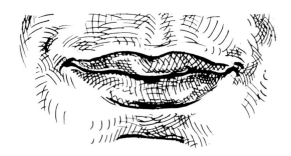

„Immer nur lächeln (keep smiling!)". . . . Entspannung, nichts anderes zählt.

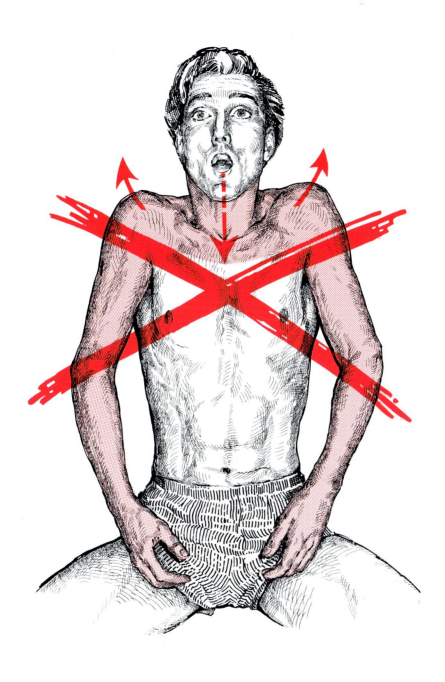

Die sog. „Schulteratmung" ist unphysiologisch. Wer sie anwendet, wird sich durch die hochsitzende Luftfülle höchstwahrscheinlich bedrängt fühlen. (Häufig sind Fehler beim Einatmen.)

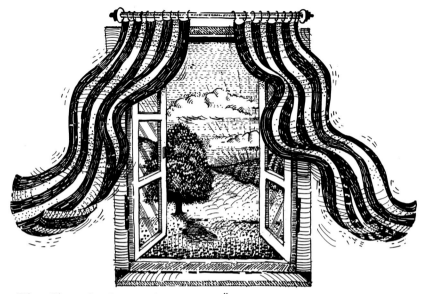

Ehe Sie mit der „achtteiligen Übung" beginnen, atmen Sie einige Male tief und ausgiebig. (Die Luft im Raum sollte frisch sein.)

Es gibt im Augenblick nichts, was Sie beschäftigt oder ablenkt; Sie konzentrieren sich ausschließlich auf DAN TIAN unterhalb des Nabels (s. später) und atmen

- **durch die Nase ein,** wobei Sie gleichzeitig die Zungenspitze zum harten Gaumen heben (so, als wollten Sie ein gerolltes „R" artikulieren) und

- **durch den Mund aus,** wobei die Zunge wieder zum Mundboden gesenkt wird.

  (Achten Sie darauf, lange und ausreichend auszuatmen, das Einatmen geschieht dann fast wie von selbst.)

Da Sie die Übung eben erst lernen, genügt es, anfangs nur ein- bis zweimal auf diese Weise zu atmen. Sie können die Anzahl der Atemzüge dann im Laufe der Zeit allmählich steigern. Nach chinesischer Tradition ist es vorteilhaft, insgesamt neun solcher Atemzüge zu tun*). Wenn es Ihre Zeit erlaubt, und wenn Sie die Übung schon gut beherrschen, können Sie die Zahl der Atemzüge schließlich bis auf 81 (9 mal 9) steigern.

*) Nach traditioneller Ansicht bedeutet „9" ausfüllen und wird dem YANG zugeordnet.

I. Das Atmen

Merkvers vom tiefen Ein- und Ausatmen

Ruhe, Entspannung. Nichts anderes denken.
Konzentration in den DAN TIAN lenken.
Atmen. Tief atmen. Neunmal ist gesund:
Ein durch die Nase und
Aus durch den Mund.
Jedem steht frei, welche Haltung er wählt –
Ruhe, Entspannung. Nichts anderes zählt.

Die „Achtteilige Übung" im Liegen (bzw. im Sitzen)

Die Körperhaltung während der Atemübung ist Ihnen weitestgehend freigestellt, sofern sie keiner Verkrampfung gleichkommt. Lassen Sie sich also bitte nicht dazu hinreißen, beispielsweise eine Yogi-Haltung einnehmen zu wollen (vorausgesetzt, Sie beherrschen sie nicht), nur weil Ihnen dies zu fernöstlicher Tradition passend erscheint. Ziel dieser Übung ist die Entspannung, nicht die Verkrampfung.

Wählen Sie also jene Haltung, die Ihnen persönlich die angenehmste ist. Sitzen Sie, liegen Sie – ganz wie Sie wollen. Sie sind locker und entspannt, nichts – auch kein Kleidungsstück – beengt Sie. Obwohl Sie die Augen geöffnet haben, ist nichts von dem, was Sie sehen könnten, von Wichtigkeit; ebensowenig die nahezu allgegenwärtigen Geräusche Ihrer Umgebung. Vor allem aber gestatten Sie sich für die Dauer der Übung den Luxus, über nichts nachdenken zu müssen. Konzentrieren Sie sich ganz gelöst auf DAN TIAN, den Sie – unter Zuhilfenahme Ihrer Vorstellungskraft – mit Atem versehen.

Anmerkung der Herausgeber:
Das Einatmen durch die Nase führt automatisch zum Schließen des Mundes sowie zur Anspannung von Kiefer- und Nackenmuskulatur, denn deren Anspannen („verbissen") ist mit Angst, Aggression und Einatmen verbunden. (Siehe auch König/Wancura, Theorie und Praxis der Neuen Chinesischen Akupunktur, Band 1.)

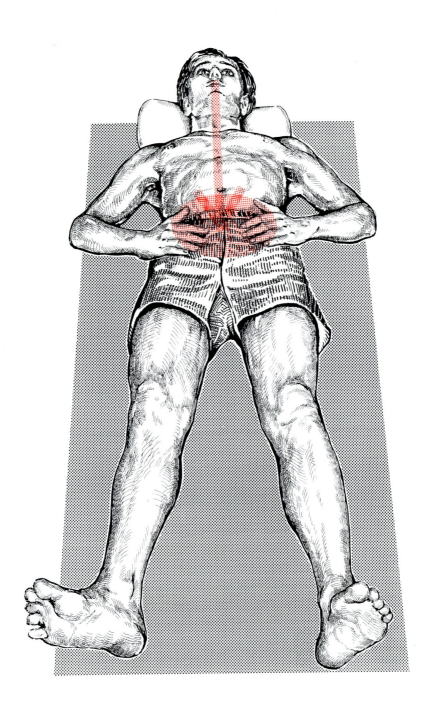

Geübt wird in einem gut gelüfteten Raum. Vor Beginn der Übung einige Male tief durchatmen.

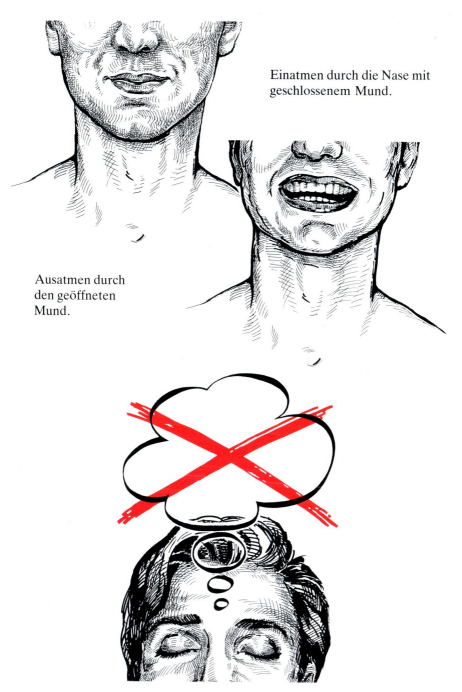

Einatmen durch die Nase mit geschlossenem Mund.

Ausatmen durch den geöffneten Mund.

Es gibt, im Augenblick NICHTS, was Sie beschäftigen oder ablenken könnte!

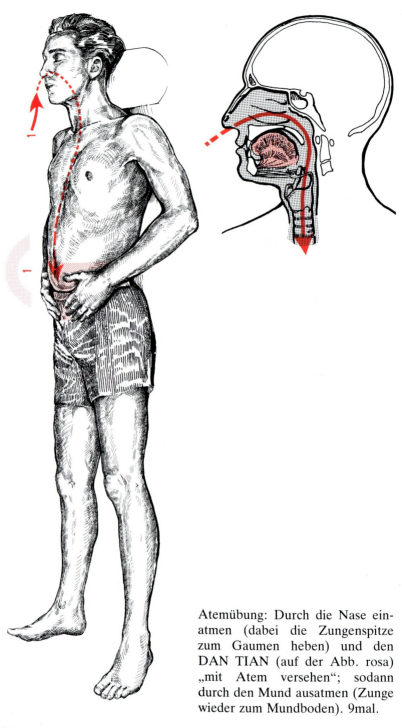

Atemübung: Durch die Nase einatmen (dabei die Zungenspitze zum Gaumen heben) und den DAN TIAN (auf der Abb. rosa) „mit Atem versehen"; sodann durch den Mund ausatmen (Zunge wieder zum Mundboden). 9mal.

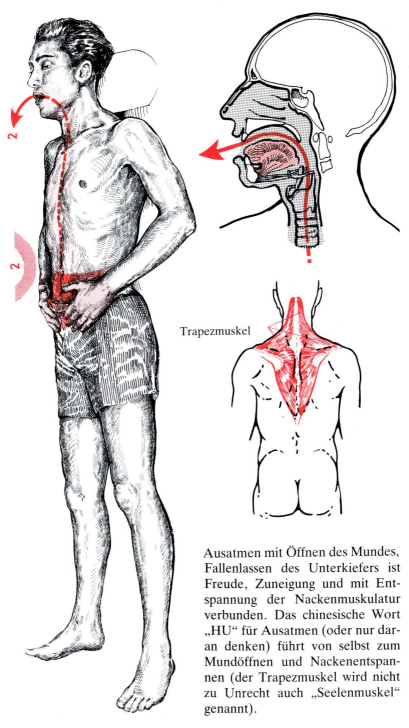

Trapezmuskel

Ausatmen mit Öffnen des Mundes, Fallenlassen des Unterkiefers ist Freude, Zuneigung und mit Entspannung der Nackenmuskulatur verbunden. Das chinesische Wort „HU" für Ausatmen (oder nur daran denken) führt von selbst zum Mundöffnen und Nackenentspannen (der Trapezmuskel wird nicht zu Unrecht auch „Seelenmuskel" genannt).

Was ist der DAN TIAN?*)

(sprich Dan-Tiän)

Die Chinesen unterscheiden zwischen
- Oberem (entspricht dem Aku.-Punkt KG 17), (Brustmitte),
- Mittlerem (entspricht dem Aku.-Punkt KG 6 und ist für die hier angeführten Übungen allein maßgeblich),
- Unterem (entspricht dem Aku.-Punkt KG 1) und
- Hinterem (MING MEN, d. i. „Lebenstor" und entspricht dem Aku.-Punkt LG 4**) DAN TIAN.

Für den Mittleren DAN TIAN, dem, wie gesagt, bei all unseren Übungen eine zentrale Rolle zukommt, existieren bei einzelnen Autoren unterschiedliche Lageangaben.

Nach der alten Erfahrung empfiehlt es sich jedoch, die Konzentration auf jene Stelle des Unterbauches zu richten, die drei Querfinger unterhalb des Nabels liegt und die „Sammelstelle aller Inneren Organe" genannt wurde. Als Konzentrationshilfe können Sie vorerst den Zeigefinger auf diese Stelle legen.

Nach altchinesischer Ansicht ist der Mittlere DAN TIAN „jene Stelle, die den ganzen Körper ernährt". (Was bei näherer Betrachtung gar nicht so mystisch anmutet, bedenkt man, daß der Mensch bis zum Zeitpunkt seiner Geburt tatsächlich über die Nabelgefäße mit allen lebenswichtigen Substanzen versorgt wird.)

So hieß es in den alten Lehren: „Hier (im Mittleren DAN TIAN) werden das Ein- und das Ausatmen sowie auch YIN und YANG bestimmt; kein Feuer***), und wärmt doch den ganzen Körper, kein Wasser****), und benetzt doch die Organe; und also eng verbunden mit dem Leben. Und ist die Linie im DAN TIAN nicht unterbrochen, wird auch der Strom des Lebens-QI nicht stillstehn."

*) (wörtlich „Zinnoberfeld", d. h. etwas besonders Wertvolles)
**) Nach altchinesischer Ansicht galt die „Nieren-YIN-Schwäche" als „schwaches Lebensfeuer, das im Lebenstor nur noch flackert", den schweren internen und Gefäßkrankheiten entsprechend.
***) YANG wie auch „Feuer" stehen hier für Stoffwechsel und Energiehaushalt.
****) YIN und „Wasser" stehen für die substantielle Versorgung der einzelnen Körperteile und Organe.

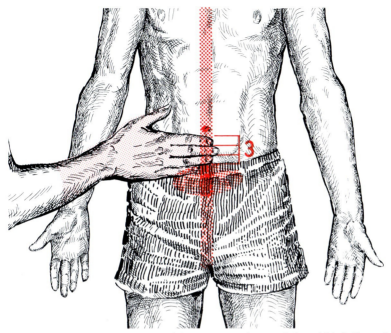

Der „Mittlere DAN TIAN" (die rosa Region auf der Abb.) liegt drei Querfinger unterhalb des Nabels. Die Konzentration auf diese Region ist für die Übungen maßgeblich.

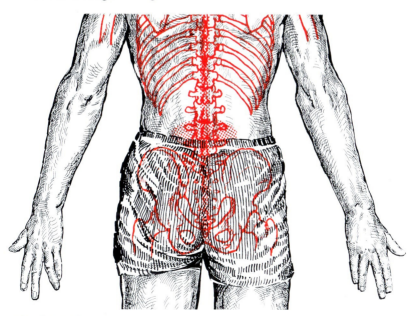

MING MEN (Lebenstor)

Diese alte Weisheit läßt sich bislang objektiv zwar noch nicht beweisen, doch lassen einen ständiges Üben Lage und Wesen des DAN TIAN nach geraumer Zeit wie von selbst erfühlen und erfahren.

Durch die Zungenbewegungen (beim Einatmen Zunge zum Gaumen, beim Ausatmen zurück zum Mundboden) wird Speichel gebildet, der nach Beendigung der Atemübung „in den DAN TIAN geschluckt" werden soll; d. h. natürlich wiederum, genau wie beim Atmen, daß Sie den Weg des Speichels dank Ihrer Vorstellungskraft erst im DAN TIAN enden lassen.

Sie haben die Atemübung nun abgeschlossen und können mit der „Achtteiligen Übung" fortfahren. (Wie Sie noch sehen werden, ist „achtteilig" nicht ganz zutreffend; wir haben die Bezeichnung aus dem Chinesischen übernommen und als Name für die Übung belassen.)

Aus didaktischen Gründen wurde die Übung in einzelne Abschnitte unterteilt, soll jedoch *in einem* durchgeführt werden:

Am besten, Sie beginnen mit dem Atmen (Luft; oben) und beenden die Übung bei den Füßen (Erde; unten).

Das Einhalten der hier vorgeschlagenen Reihenfolge spielt eine untergeordnete Rolle, wichtig ist vielmehr die richtige Durchführung der einzelnen Bewegungen, und daß keine ausgelassen oder vergessen wird. Um dies zu erreichen, ist es, wie gesagt, sinnvoll, mit der Atemübung zu beginnen und mit dem „Fußsohlenreiben" (s. später) abzuschließen.

Sollten Sie im Laufe der „Achtteiligen Übung" bemerken, daß Sie eine Bewegung ausgelassen haben, genügt es allerdings, wenn Sie diese an anderer Stelle einfügen, d. h. Sie müssen deshalb nicht wieder von vorne beginnen.

Wie gesagt, wir haben die Bezeichnung „Achtteilige Übung" unverändert übernommen, obwohl insgesamt vierzehn Punkte zu beachten sind. Der Name rührt daher, daß den einzelnen Bewegungsabläufen im chinesischen Original je ein erläuternder Absatz mit chinesischem Merkvers beigegeben ist; insgesamt handelt es sich um acht verschiedene Bewegungsformen.

II. Selbstmassage

„Waschen ohne Wasser"

Atemübung und „Trockenwaschen" (Selbstmassage, s. unten) bilden gleichsam den Rahmen der Übung, in den die anderen Bewegungen (nach der o. a. Reihenfolge) eingepaßt wurden. Da sich das „Trockenwaschen" aus mehreren Unterabschnitten zusammensetzt, ergeben sich insgesamt vierzehn Übungsteile.

Merkvers vom Trockenwaschen

Trockenes Waschen entstaut, was gestaut ist,
Wenn du mit folgender Übung vertraut bist:
Zehnmal die Stellen zu reiben, ist Pflicht,
Als da sind: Hände und Arme, Gesicht,
Kopf, Augen, Nase, Brust, Beine und Knie –
Mühsam ist's nicht, aber wirksam. Und wie!

Früher hatte man den Zahlen – ob sie nun zum Beispiel gerade oder ungerade sind – eine besonders große Bedeutung beigemessen.

So bedeutete die Zahl 6 „Wegnehmen" und die Zahl 9 „Ausfüllen". Im alten Buch YI JING heißt es, „9 gehört zu YANG"; deshalb soll man 9mal atmen (bzw. bis zu 9 mal 9, also 81mal.) 10 bedeutet Harmonie von YIN und YANG (5mal anspannen und 5mal entspannen).

Das ZÄHLEN dient vor allem der Konzentration und um abschweifende Gedanken zu vermeiden.

Der Baum soll die altchinesische Vorstellung symbolisieren, die den Übungen und Körperhaltungen zugrunde liegt:

„In der Erde wurzeln wie ein Baum, der das YIN, die Kraft der Erde, aufnimmt."

Das YANG wird „zum Himmel ausgestreckt", wie der Baum seine Äste und Zweige zum Himmel ausrichtet.

Den Vergleich des Menschen mit einem Baum zieht Goethe in seinem Gedicht „Grenzen der Menschheit". Einerseits sind da die frei beweglichen, aber schwankenden Zweige, andererseits die unbeweglichen, aber festen, Halt gewährenden Wurzeln:

Hebt er sich aufwärts
Und berührt
Mit dem Scheitel die Sterne,
Nirgends haften dann
Die unsichern Sohlen,
Und mit ihm spielen
Wolken und Winde.

Steht er mit festen,
Markigen Knochen
Auf der wohlgegründeten
Dauernden Erde,
Reicht er nicht auf,
Nur mit der Eiche
Oder der Rebe
Sich zu vergleichen.

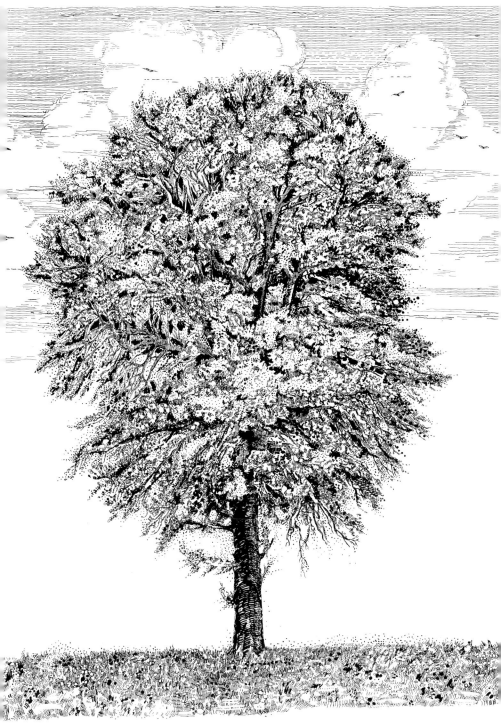

Baumsymbol: Sie beginnen mit der Atemübung (Luft; oben) und beenden die Selbstmassage bei den Füßen (Erde; unten).

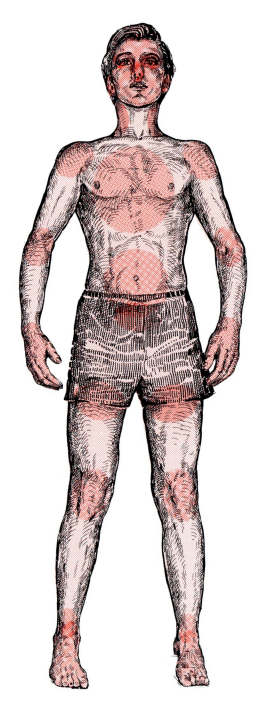

Körperstellen der Massage- und Bewegungstherapie.

Merkvers zur Reihenfolge der einzelnen Übungsabschnitte

Als erstes: Gut atmen und gut konzentrieren,
Auf DAN TIAN achten, so wirst du ihn spüren.
Als zweites die Hand-Meridiane befrei'n,
Als drittes reibe die Arme rein.
Als viertes behandelst du Kopf und Gesicht,
Stärkst fünftens durch Reiben dein Augenlicht.
Als sechstes reibst
a) du die Nase gesund.
Klapperst b) mit den Zähnen
Und c) spülst den Mund.
Punkt sieben heißt „Himmelstrommel" rühren,
Punkt acht: Augen links-, dann rechtsherum führen.
Als neuntes die Engen im Brustkorb beheben,
Als zehntes die Baucheingeweide beleben.
Als elftes wärmend die Lenden gerieben,
Als zwölftes den Stau aus den Beinen vertrieben.
Als dreizehntes kräftig die Knie massieren,
Als vierzehntes Fußsohlen reiben. Und spüren,
Wie QI und Blut wieder frei zirkulieren.

Anmerkung der Herausgeber:

Der Kreislauf des Wassers zwischen Himmel und Erde und der von „QI und Blut" waren in China schon lange bekannt. Die Steuerungspunkte für die Zirkulation von QI und Blut liegen meist in Gelenksnähe; durch Selbstmassage bleiben die Schaltstellen (die Punkte der Akupunktur) durchgängig.

1. Das Händewaschen

Reiben Sie zunächst Ihre Handflächen so lange gegeneinander, bis sie warm sind. (Schmuckstücke, die Sie selbst als hinderlich empfinden, legen Sie bitte ab.)
Sobald die Hände warmgerieben sind, reiben Sie je zehnmal*), zuerst
– die linke Handfläche gegen den rechten Handrücken, danach
– die rechte Handfläche gegen den linken Handrücken.

Nach der Lehre von den Jing Luo (= Nerven-Gefäß-Stränge = Meridiane) verlaufen sowohl die drei YANG- als auch die drei YIN-Meridiane durch die Hände. Durch das Reiben werden alle diese Meridiane angeregt und „für QI und Blut besser durchgängig gemacht"; die zehn Finger werden lebendiger, und Parästhesien im Hand- und Fingerbereich können so gebessert werden.

(Wer friert oder ein Taubheitsgefühl in den Fingern verspürt, reibt ja ebenfalls instinktiv die Hände gegeneinander.)

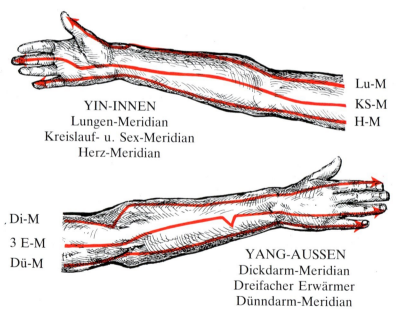

YIN-INNEN
Lungen-Meridian
Kreislauf- u. Sex-Meridian
Herz-Meridian

Lu-M
KS-M
H-M

Di-M
3 E-M
Dü-M

YANG-AUSSEN
Dickdarm-Meridian
Dreifacher Erwärmer
Dünndarm-Meridian

*) Im Alten China wurde sowohl dem Himmel als auch der Erde die Zahl „5" zugeordnet. „10" steht daher für die angestrebte Harmonie zwischen YIN und YANG.

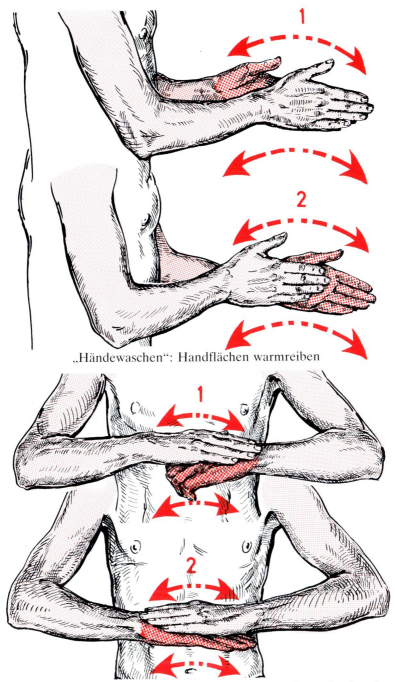

„Händewaschen": Handflächen warmreiben

10mal linke Handfläche gegen rechten Handrücken, dann 10mal rechte Handfläche gegen linken Handrücken reiben.

2. Das Armewaschen

Zunächst werden wiederum die Handflächen angewärmt. Nun werden die oberen Extremitäten behandelt; ebenfalls, um die Meridiane, die durch sie verlaufen, besser durchgängig zu machen.

Das geschieht folgendermaßen:

1) Die rechte Handfläche fest auf die Innen-(YIN-)Seite des linken Handgelenks pressen, und dann mit der rechten Hand fest die Innenseite des linken Armes bis hinauf zur Schulter entlangstreichen.

2) Nun über die Schulter die Außen-(YANG-)Seite des linken Armes fest bis zur Außenseite des linken Handgelenks hinunterstreichen.

Dieser Bewegungsablauf wird zehnmal wiederholt, danach in gleicher Weise auch am rechten Arm ausgeführt.

Beim „Armewaschen" werden die drei großen Armgelenke (Hand-, Ellenbogen- und Schultergelenk), die als wichtige Passagestellen für QI und Blut gelten, angeregt. Die regelmäßige Massage dieser Gelenke verhindert, daß QI und Blut in ihnen ins Stocken geraten.

Darüberhinaus werden durch das Armewaschen auch der obere 3 E sowie der gesamte Brustkorb günstig beeinflußt.

Sobald Ihnen die Bewegungen geläufig sind, kombinieren Sie diese bitte mit der Atmung:

Beim Reiben der Innen-(YIN-)Seite atmen Sie in die Nase ein, beim Reiben der Außen-(YANG-)Seite atmen Sie durch den Mund aus.

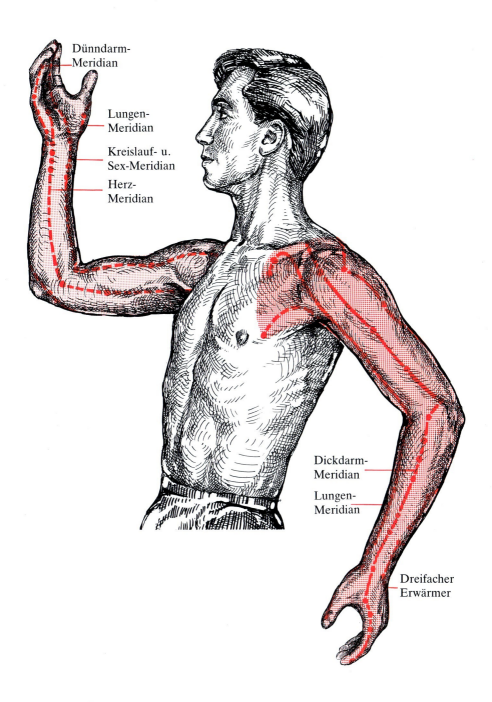

Dünndarm-
Meridian

Lungen-
Meridian

Kreislauf- u.
Sex-Meridian

Herz-
Meridian

Dickdarm-
Meridian

Lungen-
Meridian

Dreifacher
Erwärmer

Verlauf der drei YIN-Meridiane an der Innenseite des Armes und der
drei YANG-Meridiane an der Außenseite des Armes.

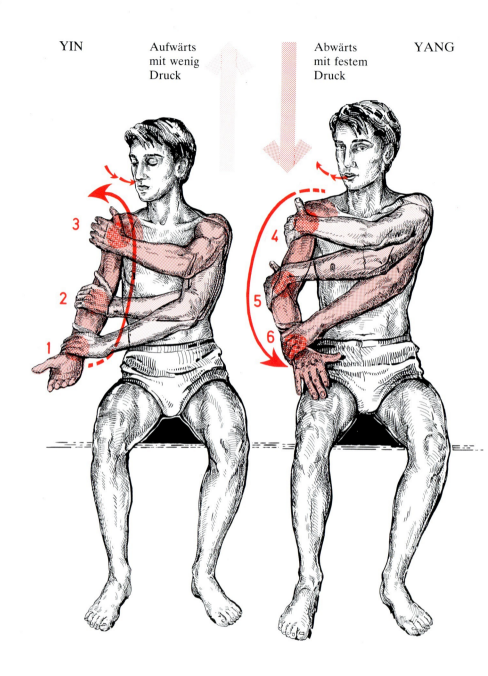

YIN   Aufwärts
mit wenig
Druck

Abwärts
mit festem
Druck   YANG

„Armewaschen":
Rechte Handfläche auf INNENseite des linken Handgelenks pressen
und kräftig zur Schulter hinaufstreichen.
Druck an den drei Gelenken (1, 2, 3) noch etwas verstärken.

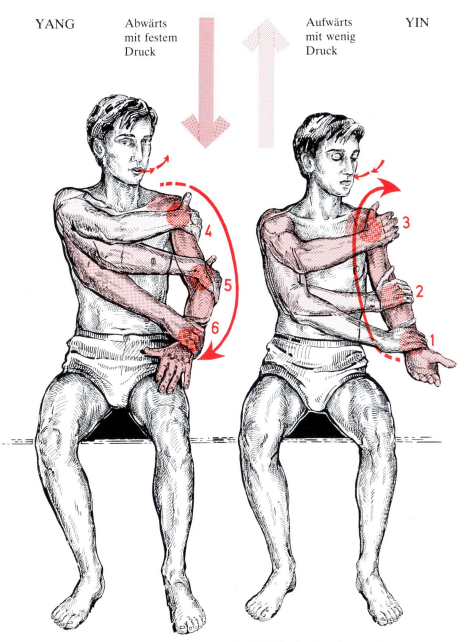

YANG   Abwärts   Aufwärts   YIN
mit festem   mit wenig
Druck   Druck

Von der Schulter mit Druck an der AUSSENseite des Armes hinunterstreichen. Druck an den drei Gelenken (4, 5, 6) wieder etwas
verstärken. Insgesamt 10mal, danach rechten Arm ebenso behandeln.
Ist der Bewegungsablauf erlernt, beim Hinaufstreichen EIN-, beim
Hinunterstreichen AUSatmen.

33

3. Das Kopf- und Gesichtwaschen

1) Pressen Sie beide Handflächen fest gegen die Stirne; dann streichen Sie mit Druck zum Kinn hinunter.
2) Vom Kinn streichen Sie wieder aufwärts zur Stirn.
3) Von der Stirn aus zu beiden Seiten des (zumindest gedachten) Mittelscheitels bis hinter die Ohren zum Warzenfortsatz (= der harte Knochenvorsprung hinter jedem Ohr) streichen.
4) Vom Warzenfortsatz aus streichen Sie seitlich über den Hals abwärts bis zum Unterkieferwinkel,
5) vom Unterkieferwinkel wieder bis zum Kinn,
6) vom Kinn wieder aufwärts zur Stirn.

Die Punkte 1–6 bilden einen Bewegungsablauf, der insgesamt zehnmal wiederholt werden soll.

Die Übungen der Abbildungen auf Seite 34–39 führen das YANG abwärts; dasselbe gilt auch für die Abbildungen auf Seite 42 und 43.

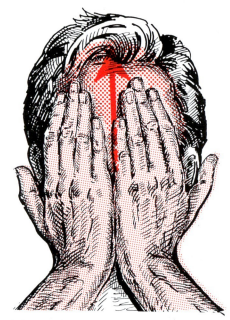

Kopf- und Gesichtwaschen bewirkt eine Massage der Sinnesorgane (Nase, Augen, oberer Mund).

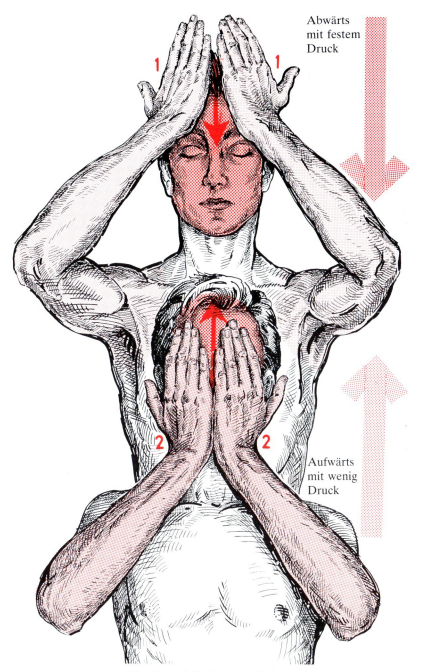

Abwärts
mit festem
Druck

Aufwärts
mit wenig
Druck

„Kopf- und Gesichtwaschen":
Handflächen gegen die Stirne pressen, mit Druck zum Kinn streichen.
Vom Kinn wieder zurück zur Stirne streichen.

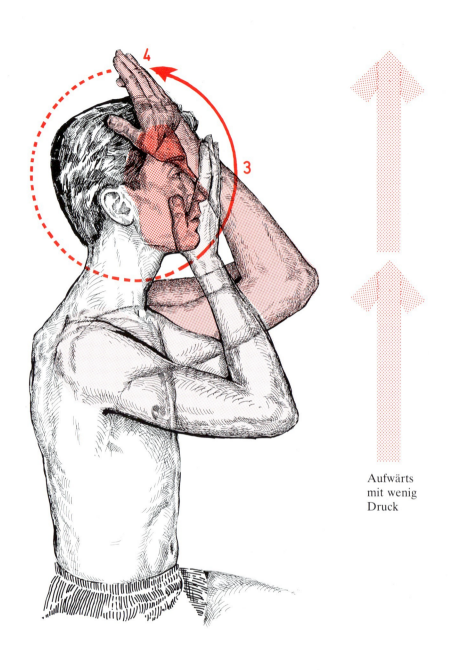

Aufwärts
mit wenig
Druck

Von der Stirne zu beiden Seiten des Mittelscheitels . . .

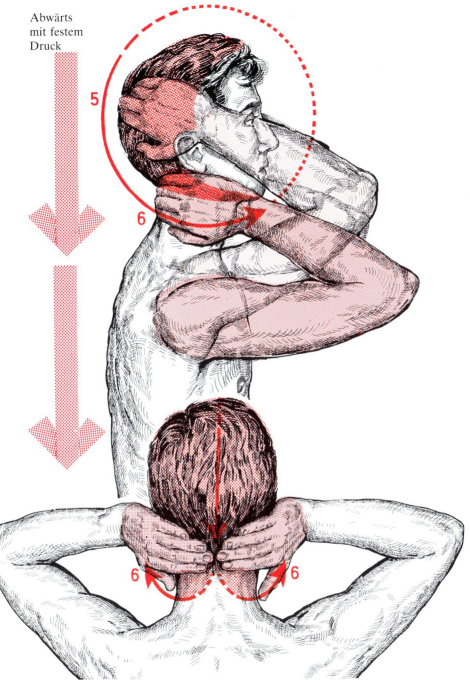

Abwärts
mit festem
Druck

. . . zum Warzenfortsatz; von da zum Unterkieferwinkel und wieder hinauf zur Stirne. Den ganzen Bewegungsablauf 10mal.

4. Kopfhautmassage

Massieren Sie mit allen zehn Fingerkuppen die Kopfhaut in kreisenden Bewegungen.

Dadurch wird das „YANG massiert", d. h. das YANG-QI wird unterstützt.

Im Bereich der Stirn beugt diese Massage außerdem der Faltenbildung vor.

Von der Massage der Haarwurzeln schließlich heißt es in China, daß diese „Blut-XUE und Hirn stärke".*)

Die Kopfhautmassage soll außerdem sowohl vorzeitigem Ergrauen als auch Haarausfall vorbeugen.

Wer über längere Zeit regelmäßig und konsequent Kopf- und Gesichtsmassage betreibt, wird sich noch im Alter einer faltenarmen Haut und einer frischen Gesichtsfarbe erfreuen.

Die Haare schließlich – in der altchinesischen Medizin die „Spitzen des Blutes" genannt – sind keineswegs nur leblose Anhängsel der menschlichen Haut.

Äußere Einflüsse wie Kälte, Angst und ähnlicher Streß können so „haarsträubend" wirken, daß uns „die Haare zu Berge stehen". Hinter diesen Redewendungen verbirgt sich die Tatsache, daß jedes Haar über einen eigenen Muskel verfügt, der es in gewissen Situationen aufzurichten vermag.

Mehrmaliges sanftes Massieren von Kopfhaut und Haarwurzeln dient – auch für Europäer leicht verständlich – der besseren Durchblutung.

In der altchinesischen Medizin heißt es, daß die Kopfhautmassage ein „Zuviel an stockendem Blut verflüssigen" hilft und dadurch dem Hirnschlag vorbeugen kann, und daß sie, wie bereits eingangs zitiert, „Blut-XUE und Hirn stärke". (Übrigens – haben Sie schon einmal darüber nachgedacht, wie es kommt, daß sich der Mensch – auch der mitteleuropäische – beim Versuch, ein Problem zu lösen, zumindest andeutungsweise den Kopf kratzt?)

*) Anm. d. Hrsg.: Die chinesischen Friseure praktizieren seit jeher eine spezielle Kopfhautmassage mit Hilfe der Fingerspitzen. Tatsächlich fühlt man sich nach dieser Massage sehr wohl und entspannt; der Kopf scheint warm, leicht und frei; man fühlt sich fast wie „neugeboren".

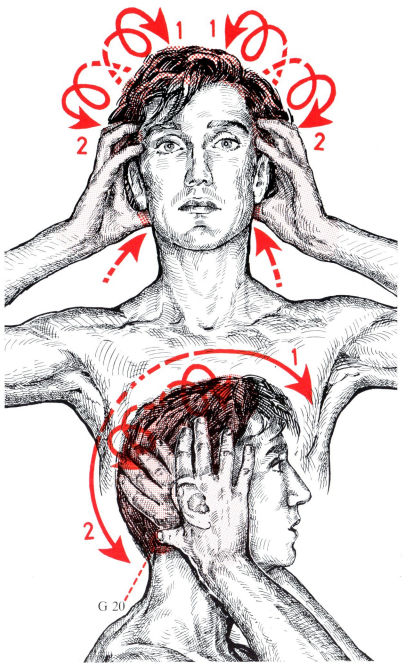

„Kopfhautmassage": Die Daumen liegen beidseits am Punkt G 20, mit den restlichen Fingern wird die Kopfhaut erst in kreisförmigen Bewegungen, dann von der Stirne zum Hinterkopf und zurück massiert.

Auch Veränderungen im Körper selbst beeinflussen nicht selten den Zustand der Haare. Jedem Friseur ist bekannt, daß er gegen den hormonellen Einfluß von Menstruation oder Schwangerschaft auf das Kopfhaar häufig trotz all seiner Kunst nichts ausrichten kann.

Blutarmut, Vitaminmangel oder Mangel an Spurenelementen wirkt sich ebenfalls negativ auf den Zustand der Haare aus. Nach neueren wissenschaftlichen Erkenntnissen ist es auch möglich, durch chemische Analyse des Kopfhaares einen Mangel an Spurenelementen oder ein Zuviel an toxischen Substanzen (z. B. Schwermetallen) aufzudecken.

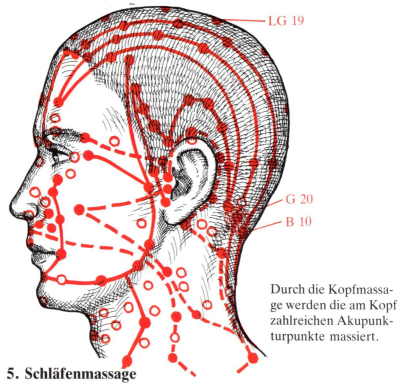

Durch die Kopfmassage werden die am Kopf zahlreichen Akupunkturpunkte massiert.

5. Schläfenmassage

Mit den Fingerspitzen werden nun die Schläfen **kreisend** massiert:

- zunächst zehnmal nach vorne, d. h. rechte Schläfe im, linke Schläfe gegen den Uhrzeigersinn, danach
- zehnmal nach hinten, also die rechte Schläfe gegen, die linke im Uhrzeigersinn massieren.

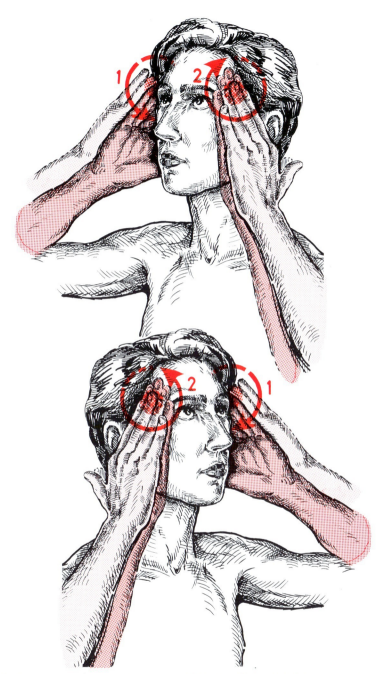

„Schläfenmassage": 10mal rechte Schläfe im, linke Schläfe gegen den Uhrzeigersinn massieren, danach 10mal rechte Schläfe gegen, linke im Uhrzeigersinn.

6. Hinter dem Ohr (Mastoid – Warzenfortsatz) abwärtsstreichen

Lassen Sie Ihre Daumen mit drückenden Bewegungen von den Schläfen den Ohren entlang zum Warzenfortsatz gleiten.

Vom Warzenfortsatz aus streichen Sie mit den übrigen vier Fingern senkrecht den Nacken hinunter. Diese Bewegung beugt Blutdruckerhöhungen vor (= zuviel aufsteigendes Leber-YANG hinunterführen).

Der Kopf beherrscht unseren Körper. In der altchinesischen Medizin wird er daher die „Sammelstelle aller YANG und das Haupt aller Gefäße" genannt, und verständlicherweise steht ihm eine angemessene Pflege zu.

Durch die Kopfmassage kann man erreichen, daß „alle YANG-Meridiane durchgängig sind, alle MAI (Gefäße) in optimalen Zustand versetzt werden, und daß sich QI und Blut nicht erschöpfen".

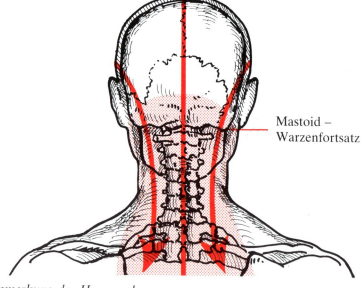

Mastoid –
Warzenfortsatz

Anmerkung der Herausgeber

Nach altchinesischer Ansicht dienen diese Übungen der „Regulation des YANG", d. h. entweder Zuführen von zu wenig oder Ableiten von zu viel YANG.

Bei normalem Blutdruck sind keine Nebenwirkungen zu befürchten, ansonsten sollte der behandelnde (Akupunktur-)Arzt befragt werden.

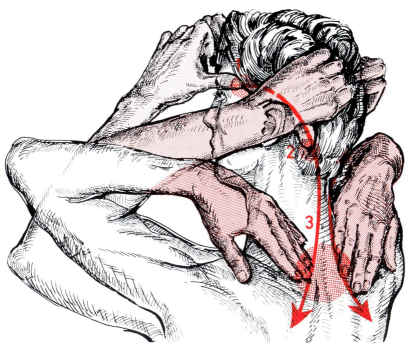

„Mastoid abwärtsstreichen": Die Daumen gleiten mit drückenden Bewegungen entlang der Ohren zum Warzenfortsatz. Von dort streicht man mit den Fingern den Nacken bis zu den Schultern hinunter.

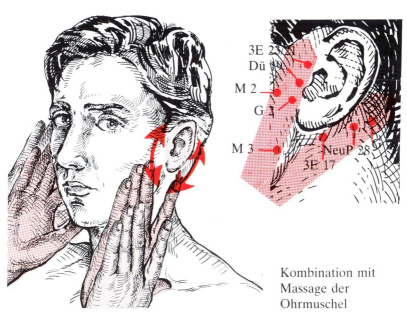

Kombination mit Massage der Ohrmuschel

7. Das Augenwaschen

1) Reiben Sie bitte die Daumenrücken so lange gegeneinander, bis sie warm sind.

2) Schließen Sie die Augen, und reiben Sie zehnmal mit den Daumenrücken die Lider.

3) Mit Daumen und Zeigefinger heben Sie jetzt die Augenbrauen leicht von ihrer knöchernen Unterlage ab – und lassen wieder los.
Beginnen Sie mit diesen „Zupfbewegungen" bei der Nasenwurzel und setzen Sie schläfenwärts fort. Beide Brauen werden auf diese Weise je zehnmal behandelt.

4) Suchen Sie jetzt jene Stelle oberhalb der Nasenwurzel auf, die sich als Falte abheben läßt. Die Chinesen nennen diese Stelle YIN TANG. Diese Falte wird mit Daumen und Zeigefinger kurz abgehoben und gleich wieder losgelassen; insgesamt zehnmal.

Diese Übung beugt tränenlosen, brennenden Augenbeschwerden vor.

Die Augenmassage bewirkt, daß „QI und Blut flüssig" und die Augenmuskeln kräftig bleiben. (Wir alle reiben uns hin und wieder die Augen – allerdings meist erst dann, wenn sie bereits müde und überanstrengt sind.)

Die altchinesische Medizin hingegen empfiehlt das Augenreiben, um der Ermüdung und dem Nachlassen der Sehkraft *vorzubeugen,* da Vorbeugen noch allemal besser ist als Heilen.

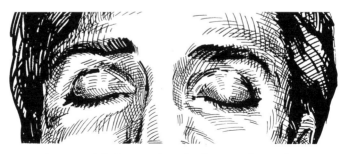

Augen schließen und nach „innen schauen".

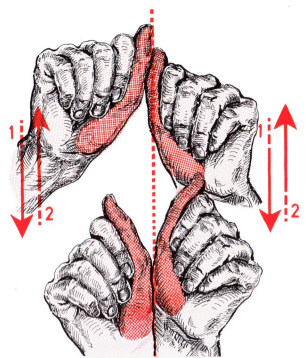

„Daumen warm reiben": Daumenaußenseiten und -ballen werden so lange gegeneinander gerieben, bis sie warm sind (s. auch unter 8).

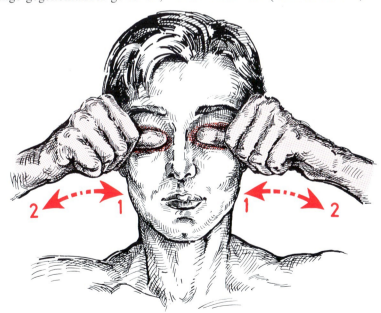

Bei geschlossenen Augen werden die Lider mit den angewärmten Daumen 10mal gerieben.

Nach altchinesischer Theorie stehen die Augen außerdem in direktem Zusammenhang mit dem Leber- und indirekt mit dem Nierenmeridian (vgl. das Lidödem vieler Nierenkranker), und auch diesen beiden Organen soll die Augenmassage nützlich sein, quasi als Feedback.

Das Zupfen des YIN TANG zwischen den Brauen schließlich soll bewirken, daß die „Leere-Schwäche" der Augen behoben wird bzw. gar nicht erst entstehen kann, wodurch sich Augenkrankheiten manchmal vermeiden lassen.

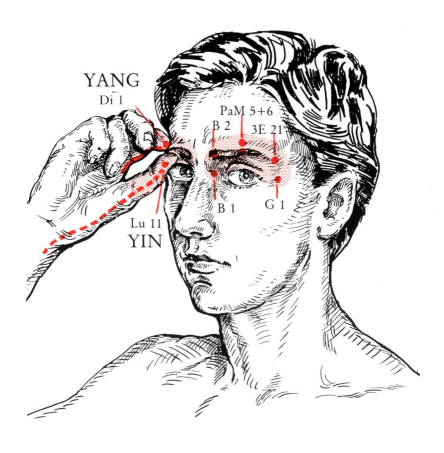

Eine Massage der Akupunkturpunkte rund ums Auge wirkt vorbeugend und heilend bei manchen Augenkrankheiten.

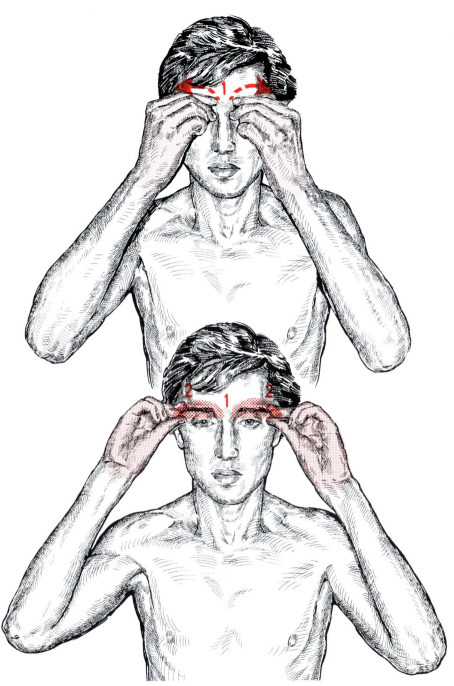

Die Brauen werden zwischen Daumen und Zeigefinger genommen (1)
und zur Schläfe hin (2) ausgestrichen. 10mal.

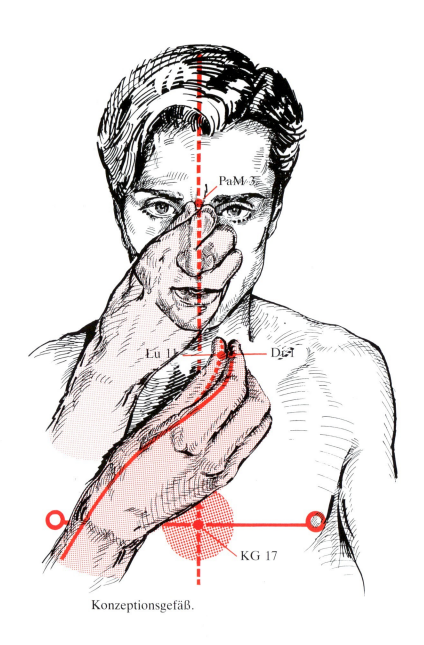

Konzeptionsgefäß.

Das „Kreuzschlagen" ist – aus chinesischer Sicht – das Berühren von Meridianpunkten und eine QI-Übertragung (Meridian des hinteren (YANG) und des vorderen (YIN) – Mittellinie – Meridians, sowie jener des Dickdarms und der Lunge).

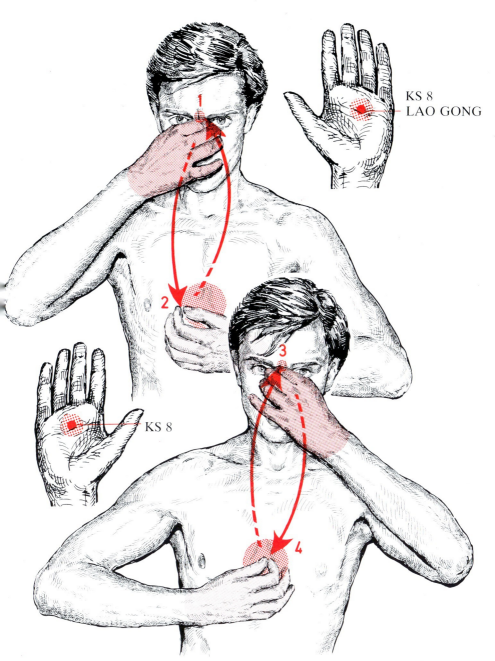

KS 8
LAO GONG

KS 8

Mit Daumen und Zeigefinger der linken Hand wird die Falte oberhalb der Nasenwurzel abgehoben und wieder losgelassen; danach wird die Hand zum Ende des Sternum gesenkt, während mit der rechten gezupft wird. Abwechselnd insgesamt 10mal.

8. Das Nasewaschen

Reiben Sie mit den Daumenrücken die beiden Nasenflügel so lange in entgegengesetzter Richtung (also mit dem einen Daumen aufwärts, während der andere abwärts reibt), bis die Nase spürbar warm ist. (Im allgemeinen genügen 10mal; bei großer Kälte und in Grippezeiten sollten Sie bis zu 36mal reiben.)

Das „Nasewaschen" ist wichtig für die Durchblutung dieses Organs, es „vertreibt die Kälte-HAN", d. h. eine bereits bestehende Verstopfung der Nase wird gebessert, das Atmen erleichtert. Vor allem jedoch soll das (regelmäßige!) Reiben der Nase als Vorsorgemaßnahme gegen grippale Infekte verstanden werden, da die eingeatmete Luft erwärmt und die Lunge-FEI somit nicht durch zu kalte Luft gereizt wird.

(Auf dem Daumenrücken liegt der Aku.-Punkt Lunge 11 als Endpunkt des Lungen-Meridians. Es ist beinahe anzunehmen, daß die Empfehlung, die Nase mit den Daumen*rücken* zu reiben, mit dem Prinzip, „die Lunge-FEI vor eindringender Kälte zu bewahren", in einem – allerdings noch nicht näher überprüften – Zusammenhang steht.) Unsere „Ver-kühlung" oder „Erkältung" heißt in der altchinesischen Medizin „Eindringen von Kälte in die Lunge-FEI" (die Kälte-HAN nimmt den Weg über die oberen Luftwege – Nase, Rachen, Kehlkopf, Luftröhre und Bronchien).

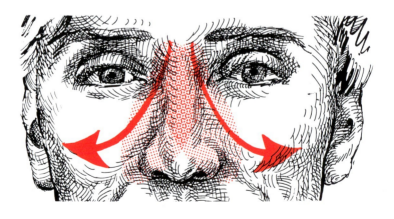

Reiben der beiden Nasenflügel und der Wangen.

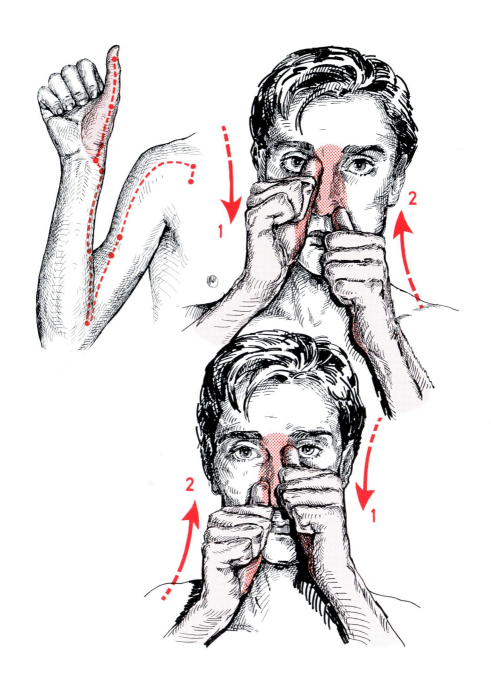

„Nasewaschen": Mit den angewärmten Daumenaußenseiten werden die Nasenflügel so lange in entgegengesetzter Richtung gerieben, bis sie warm sind (in Grippezeiten soll man 36mal reiben).

Nach traditioneller Ansicht wird diese eingedrungene Kälte-HAN in der Lunge besonders leicht in Hitze-RE umgewandelt, und es ergibt sich daraus – für unseren Sprachgebrauch – eine Entzündung der oberen Luftwege und/oder der Lunge selbst.

Natürlich wissen wir – ebensogut wie die Chinesen – heute längst, daß erst durch das Eindringen belebter oder unbelebter krankheitsauslösender Faktoren eine Entzündung zum Ausbruch kommt. Die akute Entzündung aber ist eine Reaktion des Körpers, deren hervorstechendstes Merkmal die übermäßige Durchblutung des betroffenen Gewebes ist. Zum einen sollen dadurch (im günstigsten Fall) alle „Abfallprodukte" auf schnellstem Wege beseitigt werden, zum anderen dient diese Mehrdurchblutung aber auch der optimalen Versorgung des angegriffenen Gewebes mit Sauerstoff und den Faktoren des Immunsystems.

Wiederum zeigt sich hier der Wert der traditionellen chinesischen Medizin als wirklicher Präventiv-Medizin: Das gut durchblutete Gewebe ist viel weniger anfällig für das Wirksamwerden schädigender Einflüsse – ob sie nun Kälte-HAN heißen oder Virus heißen (im übrigen: lat. „virus" bedeutet auch nur „Gift"), spielt für diese Erfahrungstatsache doch eine eher geringe Rolle.

Das schlecht durchblutete Gewebe hingegen ist anfällig, es kann sich im Falle einer Infektion u. a. nur durch die Entzündung helfen. Das Nasereiben kostet Sie zehn Sekunden pro Tag. Eine Grippe hingegen kostet Sie zumindest einige Tage.

Die „Gesichts"-Akupunktur ist – wie die Ohr-Akupunktur – eine Sonderform, deren Punkte massiert werden und reflektorisch auf innere Organe wirken können.

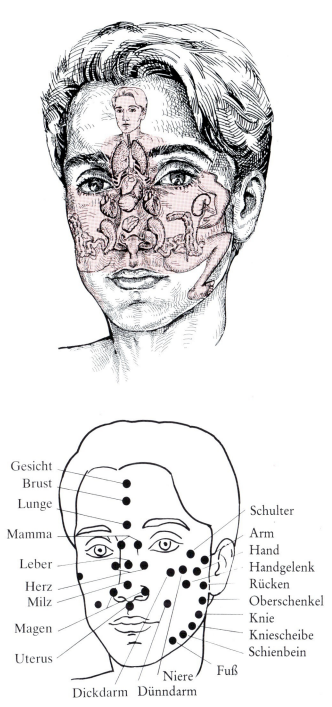

Projektion des menschlichen Körpers in Nase und Gesicht.

53

9. Das Brustwaschen

Lassen Sie zuerst die

– rechte Hand mit Druck von der linken Schulter abwärts zur rechten Leistenbeuge gleiten, danach die
– linke Hand ebenso mit Druck von der rechten Schulter zur linken Leistenbeuge.

Das geschieht wechselweise (einmal rechts, einmal links, etc.), insgesamt 10mal. Diese Übung stärkt die inneren Organe (ZANG-FU) und ist hilfreich für die Verdauung.

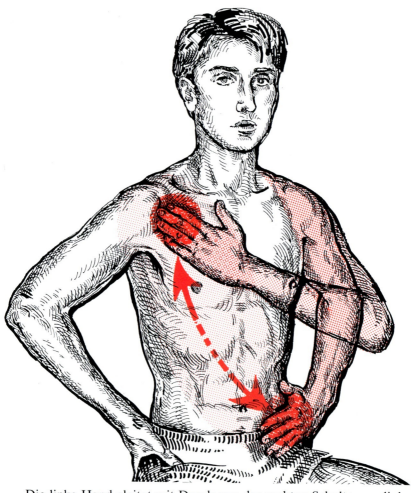

Die linke Hand gleitet mit Druck von der rechten Schulter zur linken Leistenbeuge.

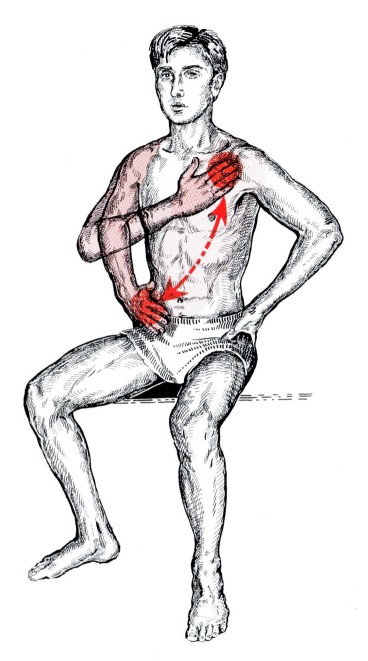

„Brustwaschen": Die rechte Hand gleitet mit Druck von der linken Schulter zur rechten Leistenbeuge; dann die linke Hand von der rechten Schulter zur linken Leistenbeuge. Rechts und links abwechselnd, insgesamt 10mal.

10. Das Bauchwaschen

Stützen Sie die linke Hand – Daumen vorne, die restlichen vier Finger hinten – in die Seite.

Mit der rechten Hand reiben Sie jetzt, beginnend am linken Rippenbogen, dann weiter bis unter den Nabel und wieder zurück – insgesamt 36mal – in Kreisbewegungen und mit leichtem Druck Ihren Bauch.

Danach stützen Sie Ihre rechte Seite mit der rechten Hand (Daumen vorne, Finger hinten) und reiben mit der linken Hand vom rechten Rippenbogen abwärts zum Nabel, etc. (s. o.), führen also 36 Kreisbewegungen gegen den Uhrzeigersinn aus. Bei der Bauchmassage wird (wie bei der Brustmassage) ein leichter Druck auf Zwerchfell und Baucheingeweide ausgeübt, wodurch deren Funktionen langfristig verbessert werden können.

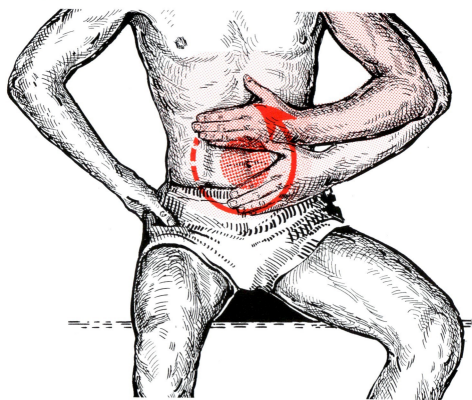

Bauchmassage

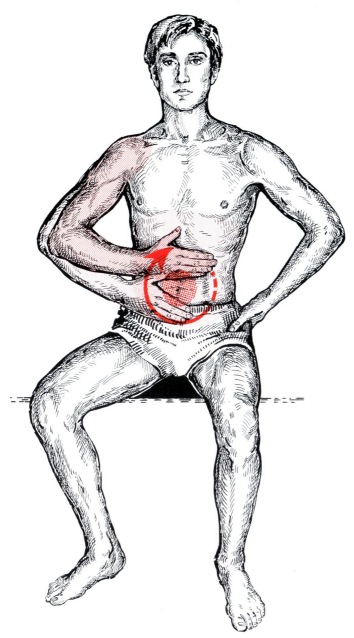

„Bauchwaschen": Die linke Hand in die Seite stützen. Am linken Rippenbogen beginnend, führt die rechte Hand 36 leichte Kreisbewegungen um den Nabel aus (im Uhrzeigersinn); danach rechte Hand in die Seite stützen und mit der linken Hand 36 gegensinnige Kreisbewegungen ausführen.

11. Das Beinewaschen

Umfassen Sie den linken Oberschenkel fest mit beiden Händen, und streichen Sie mit Druck abwärts bis zur Ferse.

Von der Ferse – mit weniger Druck, selbst wenn Ihnen das befremdlich erscheint! – wieder aufwärts bis zur Leistenbeuge.

Diese Bewegung führen Sie bitte zehnmal aus, danach wird das rechte Bein in gleicher Weise behandelt.

In der traditionellen chinesischen Medizin werden die Beine nicht bloß als „Gehwerkzeuge" akzeptiert, vielmehr kommt ihren drei Gelenken (Hüft-, Knie- und Sprunggelenken) große Bedeutung als Druchgangsstellen der drei YANG- und der drei YIN-Meridiane der Beine zu. Wie schon bei den Armgelenken erwähnt, soll es auch hier leicht zu Stauungen von QI und Blut-XUE kommen können. Außerdem wird durch das „Beinewaschen" Krampfadern und Besenreisern vorgebeugt (nach traditioneller Ansicht Symptome der „Milz-PI-Leere-XU", d. i. eine Schwäche der Verdauungsorgane und Venen, zu der im übrigen auch Menstruationsbeschwerden gezählt werden).

Die Meridiane der Akupunktur verlaufen auch durch, bzw. über die Gelenke von Armen und Beinen.
Viele wichtige Aku.-Punkte liegen in Gelenknähe. Bei vielen Krankheiten werden diese Punkte empfindlicher, das bedeutet nach altchinesischer Ansicht, daß sie für QI weniger durchgängig geworden sind: Das „Kreisen des QI" ist behindert.

„Beinewaschen": Den Oberschenkel fest mit beiden Händen umfassen (1), mit Nachdruck – besonders wieder an den großen Gelenken (2, 3) – bis zur Ferse hinunterstreichen. Von der Ferse mit etwas weniger Druck wieder aufwärts zur Leiste streichen. Insgesamt wieder 10mal.

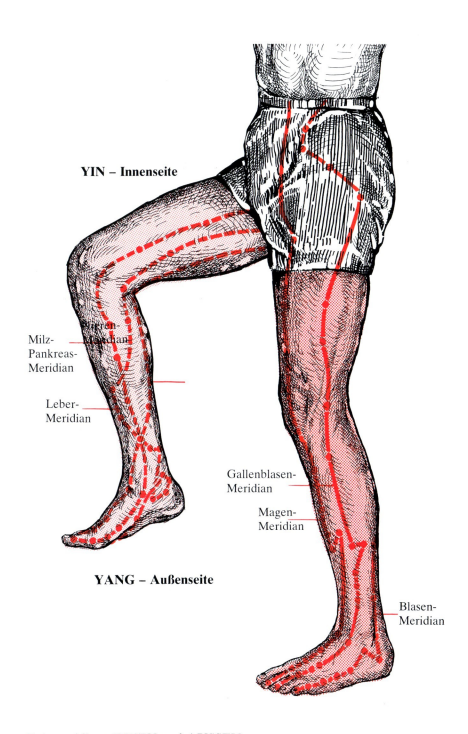

YIN – Innenseite

Milz-
Pankreas-
Meridian

Nieren-
Meridian

Leber-
Meridian

Gallenblasen-
Meridian

Magen-
Meridian

YANG – Außenseite

Blasen-
Meridian

Beinmeridiane **INNEN** und **AUSSEN.**

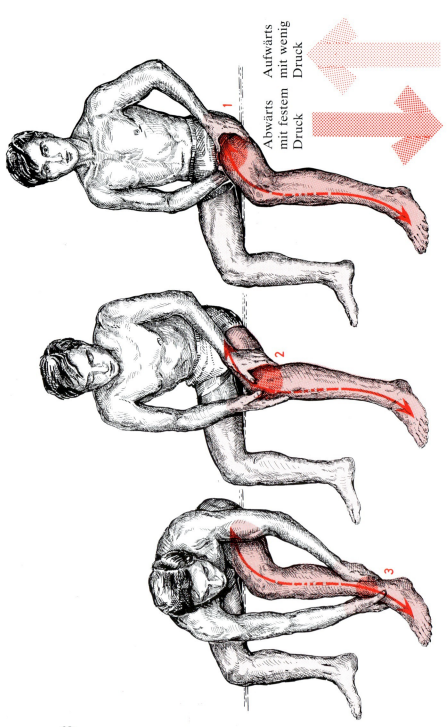

Abwärts
mit festem
Druck

Aufwärts
mit wenig
Druck

60

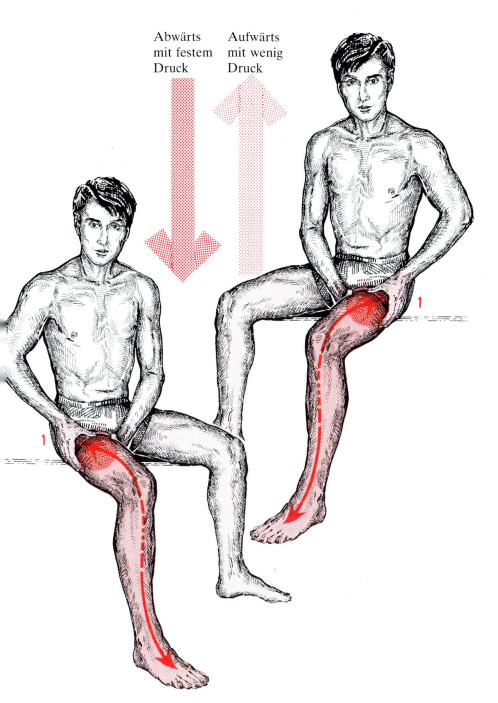

Abwärts
mit festem
Druck

Aufwärts
mit wenig
Druck

1

1

Beine „waschen" (NICHT bei Entzündungen oder druckschmerzhaften Venen).

12. Das Kniewaschen

Drücken Sie mit der linken Handfläche fest auf das linke, mit der rechten Handfläche fest auf das rechte Knie.

Jetzt massieren Sie beide Knie gleichzeitig, zuerst zehnmal kreisend nach links, dann zehnmal nach rechts.

Das Kniegelenk ist eine außerordentlich komplizierte – fast möchte man sagen ausgeklügelte – Struktur. Es reagiert daher empfindlich auf äußere Einflüsse wie Kälte, Feuchtigkeit, Überlastung u.v.a.

Das „Kniewaschen" wärmt das Gelenk an und kann vorbeugend gegen Erkrankungen des Gelenkbereiches wirken.

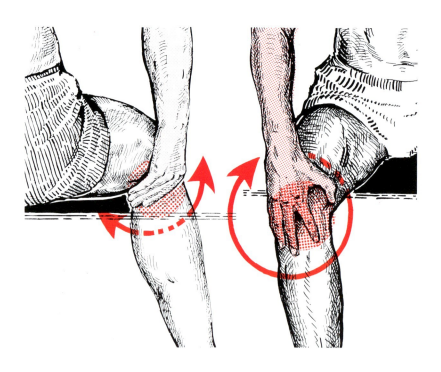

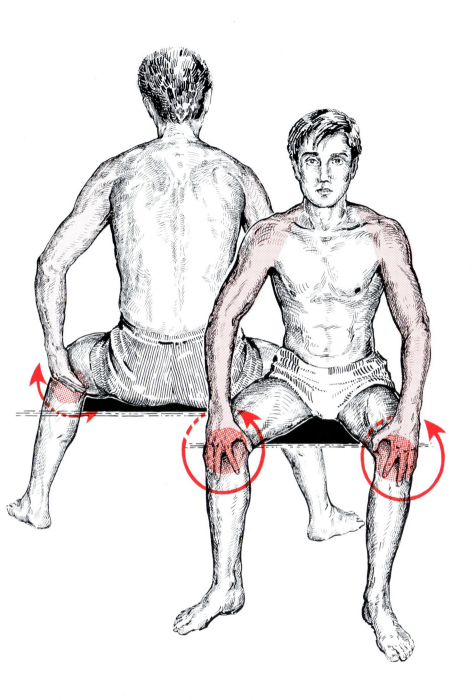

„Kniewaschen": Die Handflächen werden fest auf die Knie gedrückt: dann werden beide Knie gleichzeitig zuerst 10mal kreisend nach links, dann 10mal kreisend nach rechts massiert.

III. Die „Himmelstrommel"

Merkvers vom Schlagen der Himmelstrommel

Ohren mit den Handflächen bedecken,
Mittlere drei Finger hinterkopfwärts strecken:
Mittel-, Ring- und Zeigefinger bringen
Dieses Instrument ganz leicht zum Klingen.
Gönnst du dir – pro Tag – zwölf Trommelschläge,
So erfrischt's den Geist und hält ihn rege.

1) Pressen Sie beide Handflächen gleichzeitig gegen die Ohrmuscheln (einfacher gesagt, halten Sie sich beide Ohren zu).

2) Trommeln Sie mit den mittleren drei Fingern beider Hände zwölfmal gegen den Hinterkopf – dadurch entsteht ein Geräusch, das dem Vergleich mit Trommelschlägen recht gut standhalten kann.

3) Nach Beendigung des Trommelns halten Sie sich bitte erneut fest die Ohren zu und heben sodann blitzschnell die Handflächen von den Ohren ab; halten zu, heben ab etc.; insgesamt zehnmal.

4) Zu guter Letzt stecken Sie beide Zeigefinger in die Ohren, drehen sie dreimal hin und her (wie Ohrenausputzen), um sie dann schnell wieder herauszuziehen. Dabei soll ein leicht schnalzendes Geräusch hörbar werden.

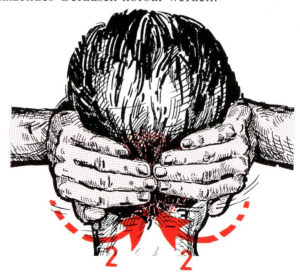

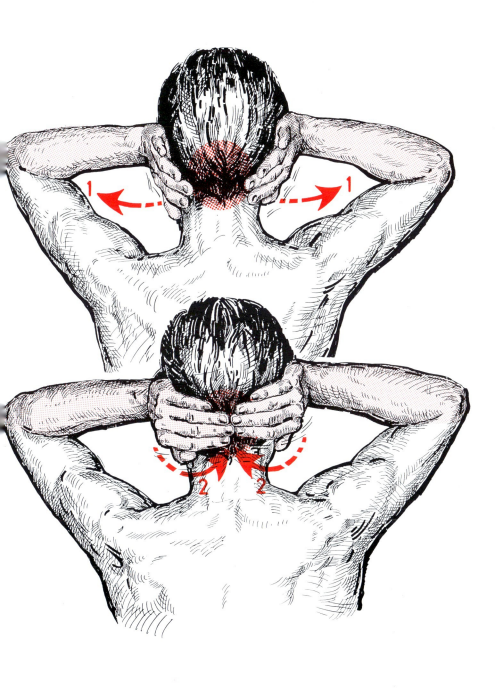

„Himmelstrommel": Die Handflächen fest auf die Ohren pressen. Mit
den drei mittleren Fingern 12mal auf den Hinterkopf trommeln.

Diesen Teil der Übung „Himmelstrommel" wiederholen Sie bitte dreimal.

Der Hinterkopf gilt als „Sammelstelle aller YANG-Meridiane".

Auch befindet sich unter jener Stelle der Schädeldecke, wo „getrommelt" wird, das Kleinhirn, das für Steuerung und Korrektur von Körperhaltung und -bewegungen von großer Wichtigkeit ist.

Zwölfmaliges leichtes Trommeln dient – nach Ansicht der traditionellen chinesischen Medizin – der Erfrischung des Gehirns und der Harmonisierung von YIN und YANG.

Vor allem morgens, aber auch bei starker Müdigkeit ist die Wirkung deutlich zu spüren.

Das Fingerdrehen in den Ohren soll als Trommelfell-Massage verstanden werden; ebenso das rasche Öffnen (und Wiederverschließen) des äußeren Gehörganges. Beides dient daher der Verbesserung des Gehörsinnes und der Vorbeugung von Ohrenkrankheiten.

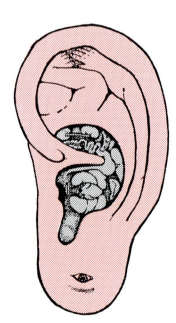

Innerer Teil
der Ohrmuschel

Innere
Organe

Äußerer Teil
der Ohrmuschel

Rumpf und
Kopf

Projektion des menschlichen Körpers in die Ohrmuschel.

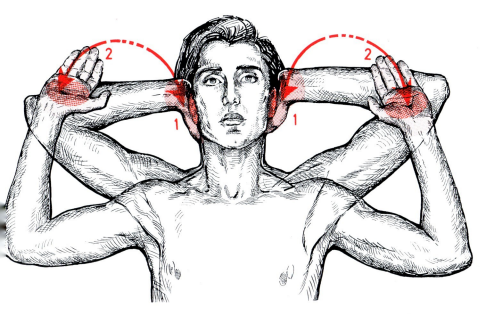

Handflächen auf die Ohren pressen, dann schnell abheben. 10mal.

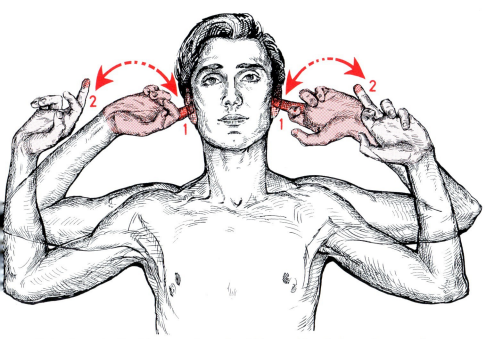

Zeigefinger in die Ohren stecken, 3mal hin- und herdrehen, dann rasch aus den Ohren ziehen. Dabei entsteht ein schnalzendes Geräusch. Insgesamt 3mal.

IV. Das Augendrehen

Merkvers vom Augendrehen

Dreh' die Augen gegen den Uhrzeigersinn
Dreimal nach links – schau geradeaus –
Jetzt dreh' sie zur rechten Schläfe hin –
Wieder dreimal und gegen den Uhrzeigersinn –
Schau wieder nach vorne und ruhe sie aus.
Wer morgens und abends durch Jahre hin übt,
Erwirkt, daß sein Blick sich im Alter nicht trübt.

Zugegeben, das klingt einfacher als es anfangs ist. Seien Sie bitte konzentriert und sitzen Sie möglichst aufrecht, den Blick geradeaus. Rollen Sie die Augen nach links gegen den Uhrzeigersinn, d. h. stellen Sie sich vor, auf dem höchsten Punkt Ihrer Brauen befände sich die Ziffer 12 eines Zifferblattes und am unteren Rand der Augenhöhle die Ziffer 6, und Sie rollen die Augen dreimal von 12 nach 9 (= links Schläfe, rechts Nase) nach 6. (Am Anfang können Sie Ihrem Zeigefinger nachschauen, das ist u. U. vielleicht einfacher.)

Nach dem Linksdrehen schauen Sie wieder kurz geradeaus, um danach – wiederum gegen den Uhrzeigersinn (d. h. diesmal von 6 nach 3 (= rechts Schläfe, links Nase) – nach 12 dreimal nach rechts zu drehen. Zum Schluß schauen Sie wieder geradeaus, um die Augen auszuruhen.

Es empfiehlt sich, diese Übung morgens und abends durchzuführen. Der Erfolg stellt sich erst allmählich und nur bei konsequentem Üben über längere Zeit hin ein – was allerdings kein Grund sein sollte, erst gar nicht anzufangen.

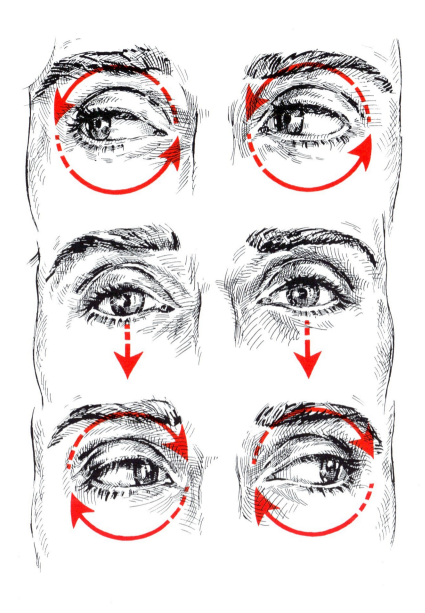

„Augendrehen": Die Augen werden gegen den Uhrzeigersinn gedreht: zuerst nach links (3mal): dann blickt man kurz geradeaus; dann wieder gegen den Uhrzeigersinn, 3mal nach rechts drehen und zum Schluß wieder geradeaus blicken. Es empfiehlt sich, diese Übung morgens und abends zu machen.

V. Zähneklappern

Merkvers vom Zähneklappern

Willkürlich Zähneklappern ist gesund,
Bewahrt vor Zahnschmerz und vor Zahnfleisch-
schwund.
Drum: Klappern und bis sechsunddreißig zählen,
Dann wird den Zähnen selten etwas fehlen.

Der Mund ist leicht geschlossen. Konzentrieren Sie sich auf die Zähne und lassen Sie sie leicht aufeinanderschlagen, insgesamt 36mal.

Nach der traditionellen Medizin werden die Zähne sowohl den Knochen als auch der Niere zugeordnet.

Zähneklappern bei Angst oder Kälte ist bekannt. Hauptsymptom der „Nieren-Leere-Schwäche" der traditionellen chinesischen Medizin ist die Kälte-Überempfindlichkeit, und das willkürliche Zähneklappern soll „die Niere stärken".

Nicht zuletzt werden durch das Zähneklappern die Kiefermuskeln beansprucht – und jeder Muskel will, wie man weiß, benützt werden, um nicht zu verkümmern.

Die Festigung des Zahnfleisches endlich verhindert das Lockerwerden der Zähne und beugt so der Parodontose und allen Folgekrankheiten vor. Und daß „wer gut kaut, auch gut verdaut" ist ebenso bekannt wie die Tatsache, daß gesunde Zähne die Voraussetzung für ausreichendes Kauen darstellen.

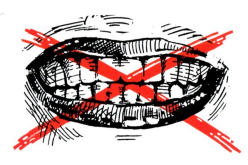

Zähneklappern soll nicht bei geöffnetem sondern bei geschlossenem Mund erfolgen!

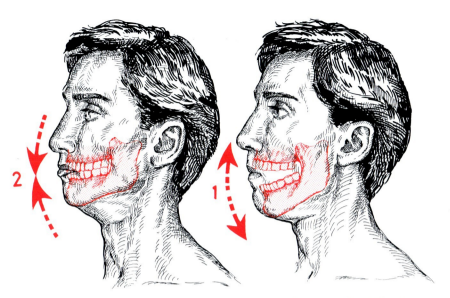

„Zähneklappern": Bei leicht geschlossenem Mund auf die Zähne konzentrieren und diese 36mal leicht aufeinanderschlagen lassen.

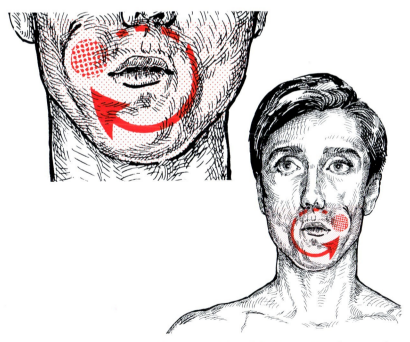

„Zungenkreisen": Bei geschlossenem Mund die Zunge 9mal von rechts nach links kreisen lassen und auch umgekehrt 9mal.

VI. Das Mundspülen

Merkvers vom Mundspülen

Schließ den Mund und sammle fleißig
Speichel. (Zähl' bis sechsunddreißig.)
Statt den Speichel auszuspucken,
Mußt ihn drittelweise schlucken.
Denk an DAN TIAN dabei,
Der das Ziel des Speichels sei.

Bei geschlossenem Mund machen Sie bitte 36 Bewegungen mit Zunge und Wangen wie beim Mundspülen mit Wasser. Durch diese Bewegungen entsteht Speichel. (Beim Ungeübten zunächst wahrscheinlich in geringer Menge, die sich durch konsequentes Üben beträchtlich steigern läßt.)

Diesen Speichel sollen Sie nun in drei – etwa gleich großen – Teilen schlucken. Denken Sie dabei an den DAN TIAN und stellen Sie sich vor, der Speichel fließt dorthin.

Wir wissen, daß der Speichel (täglich werden bis zu 2 Liter gebildet) Bakterien und Viren hemmt bzw. abtötet und daß er körpereigene Abwehrstoffe (Immunglobuline) und Verdauungsenzyme enthält. Das Gefühl der „Mundtrockenheit" empfindet wohl jeder als eher unangenehm, und häufig ist auch Mundgeruch die Folge. Statt mit Mundwässern, die das biologische Gleichgewicht der Mundhöhle mehr stören als regulieren, gegen dieses Problem vorzugehen, sollte man daher versuchen, den eigenen Speichel zu (re-)aktivieren. Auch die Tiere lecken instinktiv ihre Wunden, dank der heilenden Wirkung ihres Speichels werden diese viel seltener eitrig, als man vielleicht bei ihrem Minimum an (künstlicher) Hygiene annehmen sollte.

Die alten Chinesen meinten, daß der Speichel dem „Lebens-QI" im DAN TIAN nützlich sei.

Daher setzt sich das chinesische Schriftzeichen für „Leben" auch aus den beiden Zeichen „Wasser" und „Zunge" zusammen.

(Tatsächlich spricht eine feuchte Zunge für die Gesundheit eines Menschen, während die trockene, rissige Zunge nahezu immer ein Zeichen schwerer Krankheit ist.)

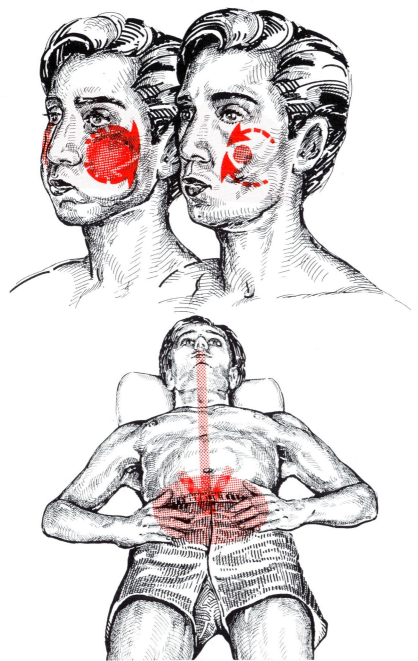

„Mundspülen": Mit Zunge und Wange 36 Bewegungen wie beim Mundspülen machen. Der dabei entstehende Speichel soll mittels Vorstellungskraft „in den DAN TIAN geschluckt" werden.

VII. Das Lendenreiben

Merkvers vom Lendenreiben

Sechsunddreißigmal mit beiden Händen
Reibe warm und kräftigend die Lenden,
Um den Hüftgelenken Kraft zu spenden,
Kälte von den Nieren abzuwenden.

Reiben Sie bitte zuerst Ihre Handflächen warm. Mit den angewärmten Händen reiben Sie nun rechts und links der Lendenwirbelsäule 36mal kräftig auf und nieder, um diese Gegend – die
Chinesen nennen sie YAO YAN – zu erwärmen. „YAO YAN
liebt die Wärme und mag keine Kälte. Mit dem Reiben von
YAO YAN stärkt man die Nierenfunktion und hält DAI MAI
(= Gürtelgefäß) flüssig."

Wer regelmäßig übt, kann Hüftbeschwerden im Alter vorbeugen.

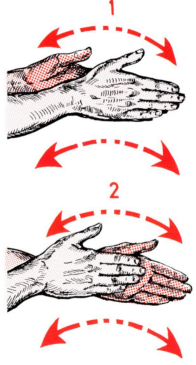

Die Handflächen durch Reiben erwärmen.

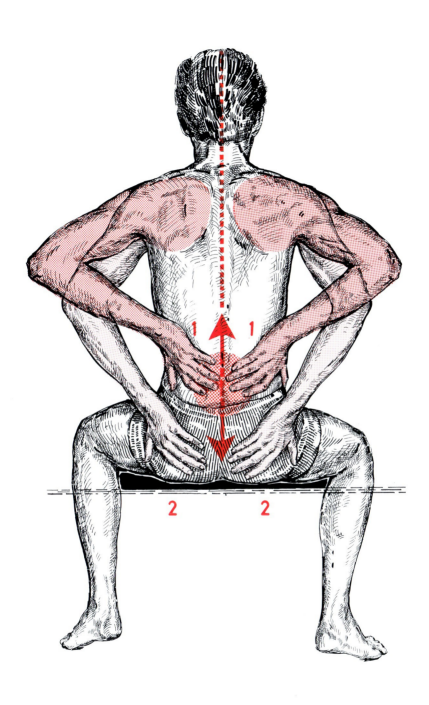

„Lendenreiben": Mit den angewärmten Handflächen rechts und links der Lendenwirbelsäule kräftig auf- und niederreiben. 36mal.

1. Hoden-Heben

Zuerst werden die Hände warmgerieben. Dann wird ein Hoden mit einer Hand angehoben, mit der anderen Hand wird die Schamgegend gerieben, beides 9- oder bis 81mal, dann die Hände wechseln. Diese Übung stärkt Bauch und Nieren, ebenso die Potenz.

2. Bauchreiben

Frauen wenden folgende Methoden an: Zuerst die Handflächen warmreiben. Dann die linke Hand in die Hüfte stützen, mit der rechten Handfläche 10mal vom unteren Ende des Brustbeins bis zum Nabel kreisend im Gegenuhrzeigersinn reiben, danach rechte Hand in die Hüfte und ebenso mit der linken Hand reiben.

Dann mit der rechten Hand die Hüfte stützen, mit der linken Handfläche vom Nabel bis zum Schambein 10mal im Gegenuhrzeigersinn kreisen, danach linke Hand in die Hüfte und ebenso mit der rechten Hand reiben. Diese Übung hilft die inneren Organe zu stärken.

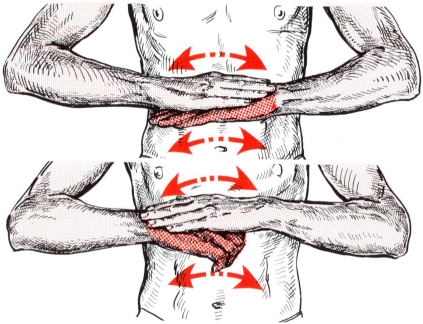

Handflächen und Handrücken erwärmen.

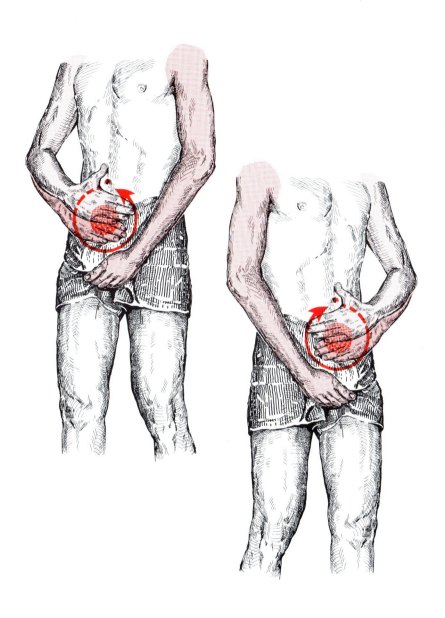

Mit einer Hand einen Hoden anheben, mit der anderen die Schamgegend kreisend reiben. 9- oder 81mal, dann die Hände wechseln.

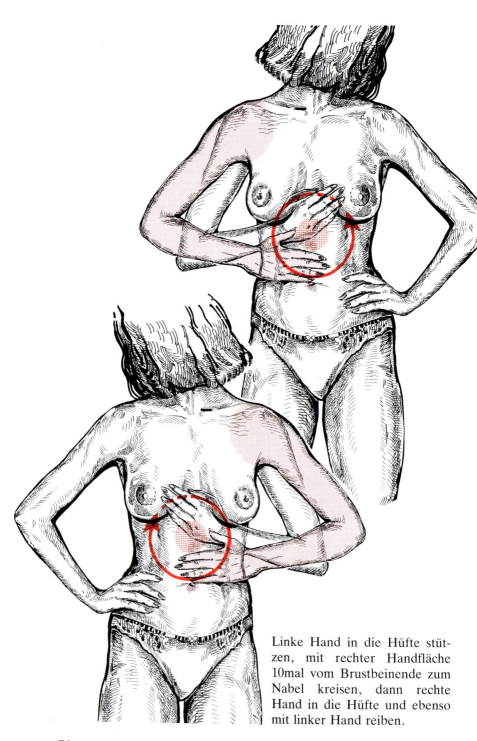

Linke Hand in die Hüfte stützen, mit rechter Handfläche
10mal vom Brustbeinende zum
Nabel kreisen, dann rechte
Hand in die Hüfte und ebenso
mit linker Hand reiben.

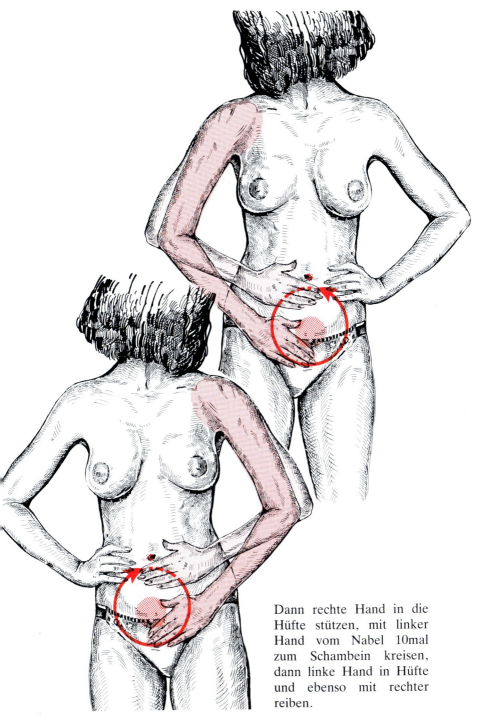

Dann rechte Hand in die
Hüfte stützen, mit linker
Hand vom Nabel 10mal
zum Schambein kreisen,
dann linke Hand in Hüfte
und ebenso mit rechter
reiben.

79

VIII. Das Fußsohlenreiben

Merkvers vom Fußsohlenreiben

Einundachtzigmal die Sohlen streichen
Läßt die Leere, läßt die Schwäche weichen.
Die Organe werden neu gestärkt.
Ein Effekt, den man bald selbst bemerkt.

Und zum Schluß der Übung sei gesagt,
Daß der viel gewinnt, der sich dran wagt.

Reiben Sie bitte wieder zuerst Ihre Handflächen warm. Dann reiben Sie jede Fußsohle 81mal, und zwar die Stelle knapp unterhalb der Ballenmitte. Hier liegt der Akupunkturpunkt Niere 1. Wenn man hier reibt, steigt YANG auf, und eine „Leere-Schwäche" der Niere*) kann so behoben werden. Auch die Augen werden günstig beeinflußt. (Sie erinnern sich an den Zusammenhang Leber–Niere–Augen in der traditionellen chinesischen Medizin.) Mit dem Sohlenreiben ist die „Achtteilige Übung" abgeschlossen.

Es ist nicht ausschließlich Einbildung, wenn Sie sich nun etwas frischer fühlen!

Niere 1

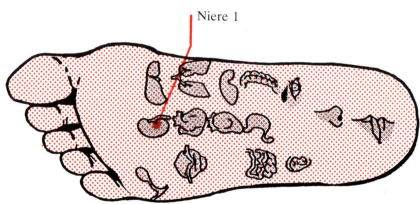

*) Die „Leere–Schwäche" der Niere – SHEN hat in der chinesischen Medizin eine andere, umfassendere Bedeutung als die Nierenfunktion in der modernen Medizin; zunächst ist noch die Funktion der Nebenniere dazuzurechnen, die als größter sympathischer Nervenknoten den Blutdruck beeinflußt, sowie eine ganze Reihe weiterer Funktionen des Zentralnervensystems u. a.

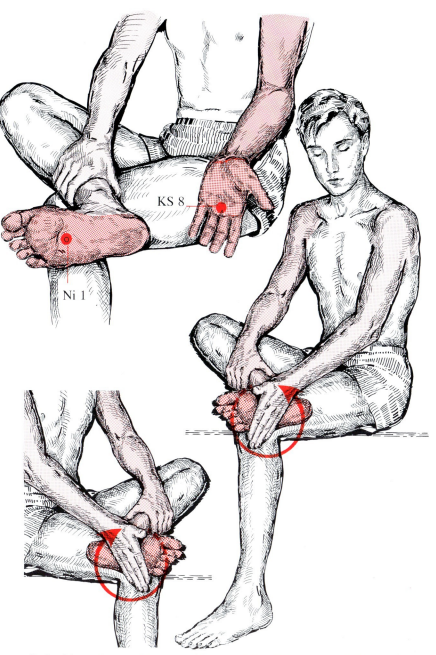

Im Bild beschriftet: KS 8, Ni 1

„Fußsohlenreiben": Mit angewärmten Handflächen wird die Region unterhalb der Ballenmitte (Aku.-Punkt Niere 1) mittels 81 kreisender Bewegungen massiert. Projektion des menschlichen Körpers in die Fußsohle.

IX. Übungen im Stehen

Die richtige Körperhaltung ist wichtig. Die Stellung der einzelnen Gliedmaßen zueinander soll annähernd Kreisen gleichkommen. So wie die chinesische Monade sich aus mehreren Kreisen zusammensetzt, so verglichen auch die altchinesischen Ärzte bereits vor 2500 Jahren den Kreislauf von Wasser in der Natur mit dem Blutkreislauf des Menschen.

(Siehe König/Wancura: Praxis und Theorie der Neuen Chinesischen Akupunktur, Band 1.)

Dieses Kreisprinzip wirkt schon bei der **Grundstellung:** Knie auseinander, als ob man auf einem Pferd säße. Der Schritt ist „rund", zur Erde hin offen. Das „tiefste YIN" (der Punkt HUI YIN) entspricht dem tiefsten Körperteil (im Schritt).

Wer diese Grundgedanken von „Kreis" und „Kreislauf" verstanden hat, wird die Grundstellung und auch die scheinbar so verschiedenen Übungen verstehen und richtig ausführen.

Goethe zieht in seinem Gedicht *„Gesang der Geister über den Wassern"* den Vergleich zwischen der menschlichen Seele und dem Kreislauf des Wassers zwischen Himmel und Erde:

Des Menschen Seele
Gleicht dem Wasser:
Vom Himmel kommt es,
Zum Himmel steigt es,
Und wieder nieder
Zur Erde muß es,
Ewig wechselnd.

Seele des Menschen,
Wie gleichst du dem Wasser!
Schicksal des Menschen,
Wie gleichst du dem Wind!

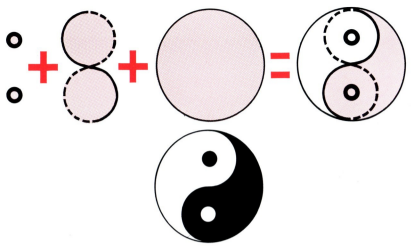

Yin und Yang, Yang und Yin, ein chin. Symbol (Kreis mit einer hellen und einer dunklen Hälfte). Mit ihm wird die Polarität der dunklen, ruhenden, weiblichen Kraft *(Yin)* und des hellen, beweglichen männlichen Geistes *(Yang)* ausgedrückt.

Die chinesische Monade, unter anderem auch das Symbol der chinesischen Medizin, setzt sich aus mehreren Kreisen (bzw. Kreisteilen) zusammen.

So hat auch der Kreis, als die vollkommenste geometrische Figur, weder Anfang noch Ende, denn Anfang und Ende sind Eins.

Goethe schreibt in seinem Gedicht *„Dauer im Wechsel":*
Laß den Anfang mit dem Ende
sich in Eins zusammenzieh'n!

QI-GONG, die altchinesische Methode, die Lebensvorgänge selbst zu regulieren (s. Schlußwort), dient dazu, den Kreislauf von „Blut und QI" zu fördern. Was kreisend sich bewegt, geht nicht verloren.

Wichtigste Voraussetzung für die Wirksamkeit der einzelnen Übungen ist die Grundstellung:

Die Gelenke sollen weder ganz durchgestreckt noch zu s e h r g e b e u g t werden, sodaß die Stellung der Gliedmaßen zueinander annähernd Kreise bzw. Kreisteile bildet, damit in chinesischer Sicht „QI und Blut" kreisen können.

1. Die Grundstellung

Die Arme werden zum Himmel erhoben. Die Fersen verlassen den Boden.

Beim Einatmen werden die Gelenke gestreckt (aber nicht durchgestreckt), die Muskeln angespannt.

Beim Ausatmen und Öffnen des Mundes sind Nacken und Wirbelsäule entspannt, die Knie mehr gebeugt. Die Füße stehen fest auf der Erde. (Goethe: *„Steht er mit festen, markigen Knochen . . ."*) s. S. 24.

„Heben" und „Anspannen" spiegeln wie „Senken" und „Entspannen" jenen Wechsel wider, der das Wesen jeglichen Lebens ausmacht – ebenso wie Ein- und Ausatmen, Wachen und Schlafen, Herzrhythmus u.v.a.

„Der Wechsel ist das Dauernde im Leben".

Die moderne Bio-Rhythmik fand zahlreiche rhythmische Vorgänge des menschlichen Organismus bestätigt: Vorgänge von 1/1000 Sekunde im Nervensystem bis zu Puls, Atmung und den Tagesschwankungen von Hormonen u. a. Der 4-Wochen-Zyklus der Frau, die vierteljährlich (jahreszeitlich) auftretenden Krankheiten (bes. im vegetativen Nervensystem) und die verschiedenen Lebensabschnitte (Kleinkind bis Greis) waren auch schon im alten China bekannt. So wurden die besonderen Zusammenhänge zwischen Organen bzw. Meridianen und Medikamenten zu bestimmten Tageszeiten in der chinesischen Medizin seit jeher beachtet. Wie wir heute wissen, ist z. B. Cortison um 7 Uhr früh doppelt so wirksam wie um 7 Uhr abends. Eine Chrono-Pharmakologie wird heute entwickelt, und damit werden die gleichen Zusammenhänge berücksichtigt wie im altchinesischen Medizin-System.

„Sinnenhaftes Wahrnehmen und Erfahren" nach Goethe haben die Herausgeber mehrfach mit dem altchinesischen ganzheitlichen Denken verglichen. Goethes Weltanschauung mag mit ein Grund sein, daß seine Werke so oft ins Chinesische übersetzt wurden. Mit 72 Jahren – nachdem er sich bereits mit griechischer, persischer und indischer Dichtung befaßt hatte – begann Goethe noch die chinesische Schrift zu lernen und chinesische Gedichte zu übersetzen.

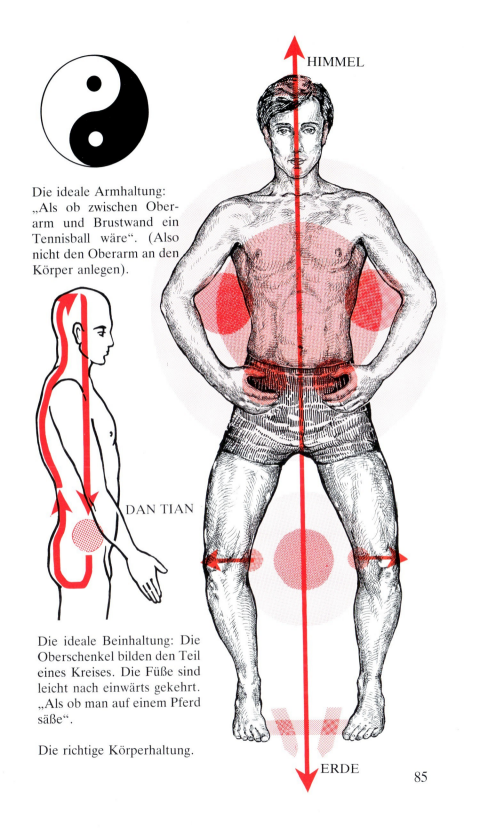

Die ideale Armhaltung:
„Als ob zwischen Ober-
arm und Brustwand ein
Tennisball wäre". (Also
nicht den Oberarm an den
Körper anlegen).

HIMMEL

DAN TIAN

Die ideale Beinhaltung: Die
Oberschenkel bilden den Teil
eines Kreises. Die Füße sind
leicht nach einwärts gekehrt.
„Als ob man auf einem Pferd
säße".

Die richtige Körperhaltung.

ERDE

85

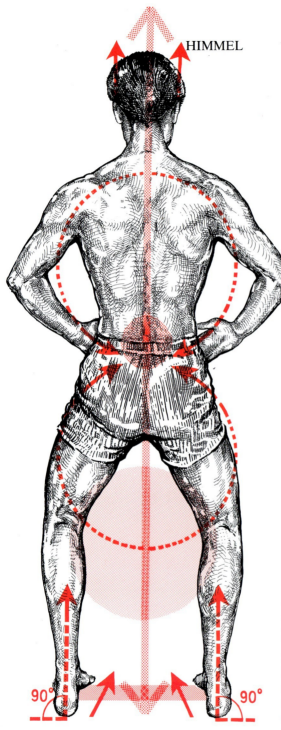

HIMMEL

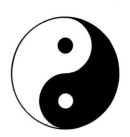

MING MEN
Lebens-Tor

90° 90°

Richtig:
Der Schritt ist rund, nach
unten hin offen, als ob
man auf einem Pferd säße.
Die Füße sind leicht nach
einwärts gedreht, sodaß
die Unterschenkel mit
dem Boden einen rechten
Winkel bilden.

ERDE

a)
Die Oberarme liegen dem Oberkörper an – daraus resultiert eine „eckige Haltung".

b)
Die Füße sind nach außen gedreht. Dadurch bilden Ober- und Unterschenkel einen spitzen Winkel anstelle eines Kreises, bzw. Kreisteiles.

Mögliche Fehler bei der Grundstellung: Sowohl a) als auch b) sollen vermieden werden!

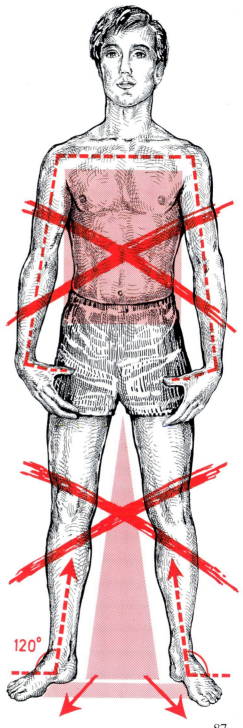

120°

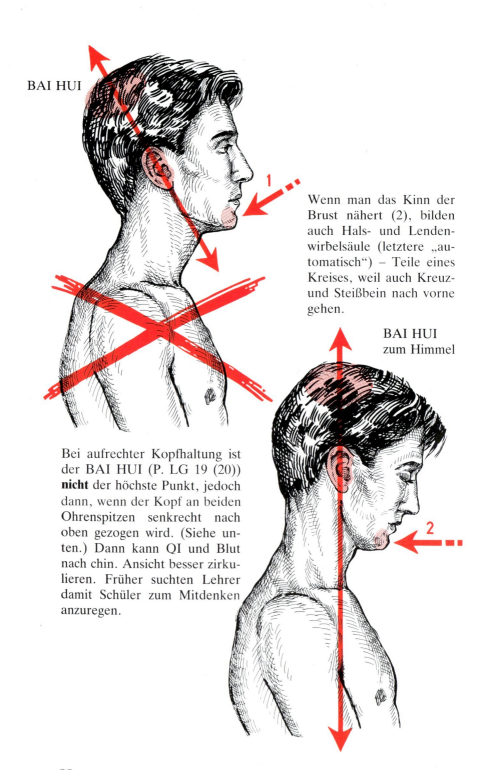

BAI HUI

Wenn man das Kinn der Brust nähert (2), bilden auch Hals- und Lendenwirbelsäule (letztere „automatisch") – Teile eines Kreises, weil auch Kreuz- und Steißbein nach vorne gehen.

BAI HUI
zum Himmel

Bei aufrechter Kopfhaltung ist der BAI HUI (P. LG 19 (20)) **nicht** der höchste Punkt, jedoch dann, wenn der Kopf an beiden Ohrenspitzen senkrecht nach oben gezogen wird. (Siehe unten.) Dann kann QI und Blut nach chin. Ansicht besser zirkulieren. Früher suchten Lehrer damit Schüler zum Mitdenken anzuregen.

Grundstellung, von oben gesehen.

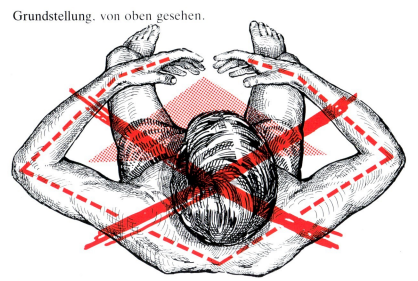

Falsch: Bilden Oberarm und Nacken eine Linie und wird das Ellenbogengelenk zu stark abgewinkelt, entsteht ein Dreieck, das QI am Kreisen hindert.

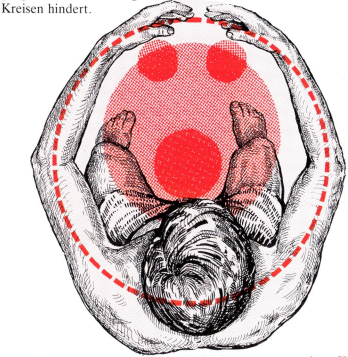

Richtig: Rücken, Arme und Hände bilden zusammen einen Kreis, die Handflächen umschließen locker eine imaginäre Kugel. So kann QI ungehindert zirkulieren!

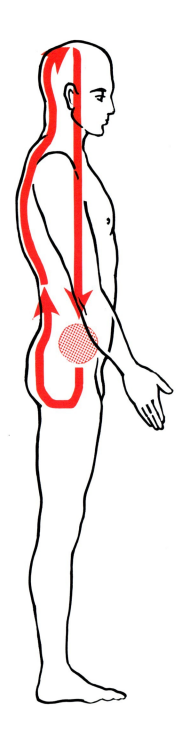

Konzentrationsübungen „kleiner Himmelskreis" vom BAI HUI (Scheitelhöhe) langsam zum DAN TIAN nach unten denken, dann durch den HUI YIN (Damm) wieder nach aufwärts denken zum DA ZHUI (Nacken) und von dort über die Schultern zu den Handflächen oder über den Kopf zum Kinn denken.

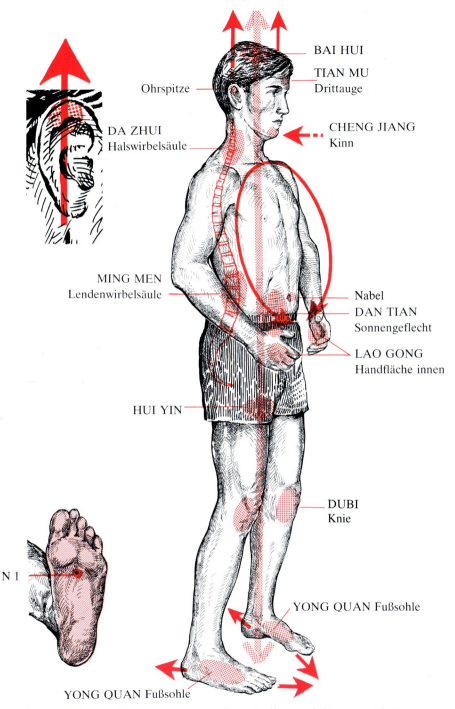

BAI HUI

TIAN MU
Drittauge

Ohrspitze

DA ZHUI
Halswirbelsäule

CHENG JIANG
Kinn

MING MEN
Lendenwirbelsäule

Nabel

DAN TIAN
Sonnengeflecht

LAO GONG
Handfläche innen

HUI YIN

DUBI
Knie

N 1

YONG QUAN Fußsohle

YONG QUAN Fußsohle

Die wichtigsten Konzentrationspunkte. (Stellen, auf die man sich konzentrieren soll.)

91

2. Sechsteilige Übung im Stehen

Merkvers

Streck die Arme und spreize die Finger, schier
So, als wiesest du etwas von dir.
Nun werden die Arme zur Seite gehoben,
Zehnmal – beide Handflächen weisen nach oben.
Die Hände zur Brust, dann zur Hosennaht senken,
Nach unten drücken (an Kürbisse denken).
Den Rumpf nun in Beugestellung bringen,
Die Arme gegeneinander schwingen.
Jetzt schöpfst du nach Wasser (nur mangelts am Topf),
Dann hebst du die Hände bis über den Kopf.
So stemmst du den Himmel, wie's Atlas verstand,
Und hüllst dich zum Schluß in ein weites Gewand.

Diese Übung führen Sie am besten im Anschluß an die „Achtteilige Übung" durch. Ehe Sie beginnen, atmen Sie wieder einige Male ruhig ein und aus, um zu innerer Ruhe zu gelangen, und konzentrieren sich auf DAN TIAN.

Während der Übung selbst atmen Sie bitte durch die Nase. Während des Einatmens können Sie die Zunge leicht gegen den harten Gaumen drücken, um sie während des Ausatmens wieder zum Mundboden zu senken. Der dabei entstehende Speichel soll nach Beendigung der Übung in den DAN TIAN geschluckt werden.

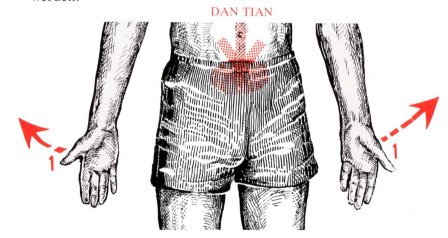

Die Arme hängen herab, die Handflächen schauen nach vorne.

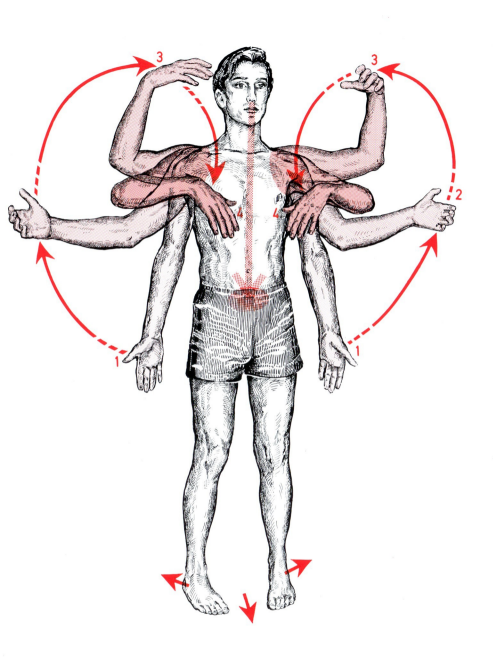

Die Arme hängen herab (1), werden in die Waagrechte gehoben (2), in Ohrenhöhe gebracht (3) und von dort vor die Brust gesenkt (4). Beide Arme zusammen beschreiben somit eine herzförmige Figur.

Übungsablauf

1) Stehen Sie aufrecht, den Blick nach vorne gewandt, und konzentrieren Sie sich auf DAN TIAN. Die Füße sollen in Schulterbreite leicht nach einwärts gedreht sein, also nicht parallel stehen, sodaß die Zehen einander näher sind als die Fersen.

Sie stehen aufrecht, aber nicht stramm, d. h. kein Gelenk soll ganz durchgestreckt sein, damit das QI ungehindert zirkulieren kann.

Auch die Arme sollen nicht an den Körper angelegt werden: Unter Ihren Achseln befindet sich je ein imaginärer Tennisball, der den gewünschten Abstand der (locker herabhängenden) Arme vom Rumpf gewährleistet.

Nun heben Sie die Arme – entlang des Oberkörpers – langsam bis zur Brust und strecken sie waagrecht nach vorne aus. Dabei richten Sie die Handflächen auf und spreizen die nicht ganz durchgestreckten Finger so, als wollten Sie jemand oder etwas von sich weisen. Diese „Abwehrbewegung" führen Sie bitte insgesamt zehnmal aus. Sie dient der Durchlässigkeit der Hand- und Armmeridiane für QI und Blut und stärkt zusätzlich die Muskulatur der oberen Extremität.

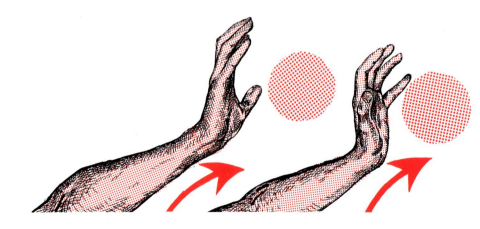

„Abwehrbewegung" mit aufgerichteten Handflächen und locker gespreizten Fingern.

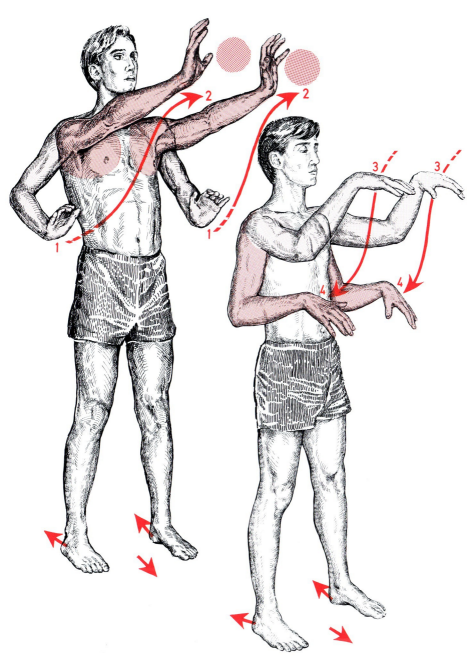

Die Arme werden mit Schwung nach vorne gestreckt, dabei die Finger spreizen (1, 2), danach wieder in die Ausgangsposition gesenkt (3, 4). Insgesamt 10mal. (Die Handwurzeln oder Handgelenke und die Finger bleiben rund.)

2) Von der oben beschriebenen Stellung aus führen Sie nun die Arme zur Seite, wobei die Handflächen nach oben („gen Himmel") weisen. Aus dieser Stellung drücken Sie zehnmal Schultern und Arme nach oben.

Dieser Teil der Übung dient der besseren Beweglichkeit des Halses. Da durch den Hals wichtige Nerven- und Gefäßbahnen verlaufen, wirkt sich die Übung auch positiv auf Kopf und Gehirn aus. (Muskelverspannungen im Bereich der Halswirbelsäule führen bekanntlich oft zu Kopf- und Augenschmerzen.)

Auch Schulterschmerzen schwinden, wenn Sie sich fest auf die Handflächen konzentrieren.

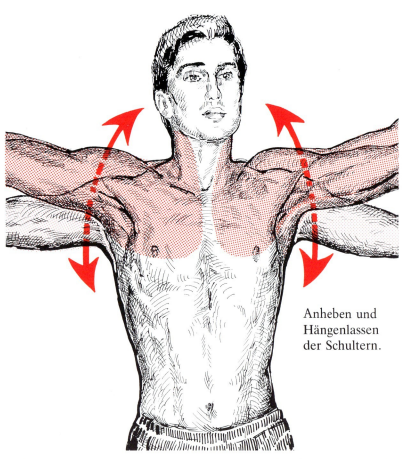

Anheben und Hängenlassen der Schultern.

Heben und Senken der Schultern zur Besserung der Beweglichkeit des Halses.

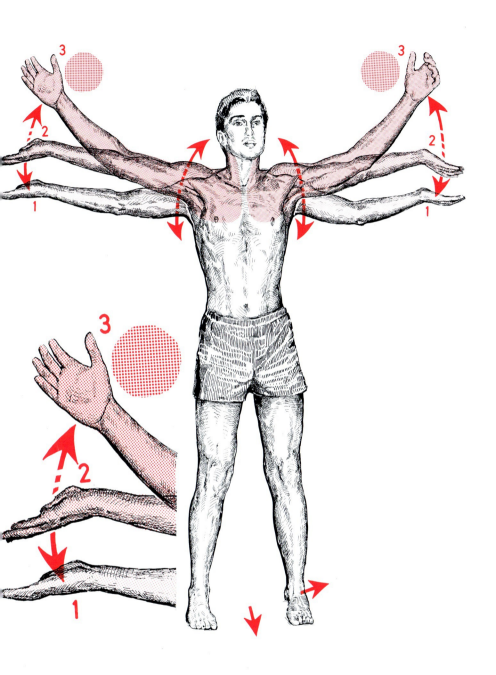

Anheben und Drehen der Handflächen.

Arme zur Seite führen, Handflächen weisen nach oben. So werden
Schultern und Arme 10mal nach oben gedrückt (1, 2, 3).

3) Ziehen Sie die Arme zurück zur Brust und lassen Sie sie dann langsam entlang des Rumpfes herabsinken, bis sie locker und natürlich zu beiden Seiten des Körpers herabhängen.

Nun strecken Sie die Hände (nicht die Arme) waagrecht vom Körper weg, sodaß die Handflächen – parallel zum Fußboden – nach unten weisen. Mit diesen Ihren Handflächen drücken Sie nun kräftig zehnmal auf imaginäre Kürbisse, Wasserbälle oder was Sie wollen.

Dieser Teil der Übung ist gut für die Leber und – nach traditioneller Ansicht – auch für die Augen.

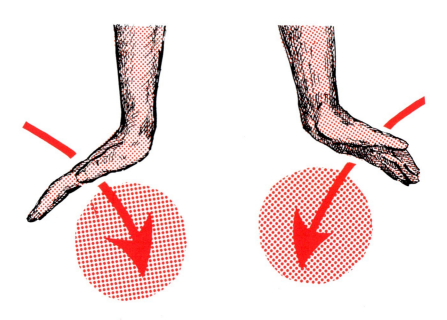

Die nach unten gerichteten Handflächen drücken nach unten.

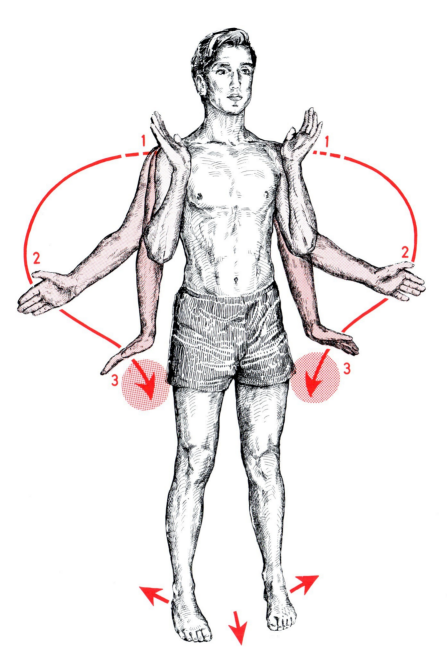

Arme zurück zur Brust ziehen (1), langsam senken (2). Sobald die Arme locker am Rumpf herabhängen, Handflächen waagrecht vom Rumpf wegstrecken (3) und mit ihnen nach unten (auf imaginäre Kürbisse o.ä.) drücken. 10mal.

4) Beine und Hüften bleiben (nicht ganz, s. o.) gestreckt, während der Oberkörper nach vorne gebeugt wird. Die Arme hängen herab, die Handflächen weisen wieder nach unten. So lassen Sie die Arme zehnmal locker und ungezwungen in entgegengesetzter Richtung schwingen; die Handflächen immer parallel zum Fußboden. Dieser Teil der Übung ist gut für Hüften und Wirbelsäule.

5) Bei vorgeneigtem Oberkörper drehen Sie die Handflächen nach oben, so, als ob Sie etwas schöpfen oder heben wollten. So heben Sie die Hände bis zur Brust und richten dabei den Oberkörper wieder auf.

Nun spreizen Sie die Finger und drehen die Handflächen nach außen. So heben Sie die Hände in Schulterbreite über den Kopf, und zwar so, daß die Handflächen wieder „gen Himmel" weisen. Nun „stemmen Sie den Himmel", insgesamt zehnmal.

Dieser Teil der Übung ist für den 3 E, den dreifachen Erwärmer (San Jiao)*) gut.

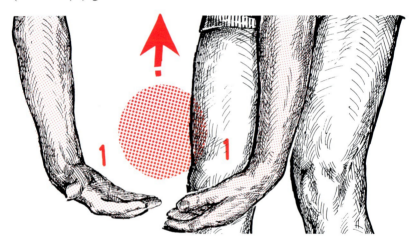

Hebebewegungen mit den Händen.

*) San Jiao bedeutet – wörtlich übersetzt – die „drei Abschnitte der Leibeshöhle", also
– Brustraum (Herz und Lunge = oberer 3 E),
– Oberbauch (Magen, Milz, Leber und Gallenblase, sowie Dünn- und Dickdarm = mittlerer 3 E) und
– Unterbauch (Niere, Blase und Enddarm = unterer 3 E).

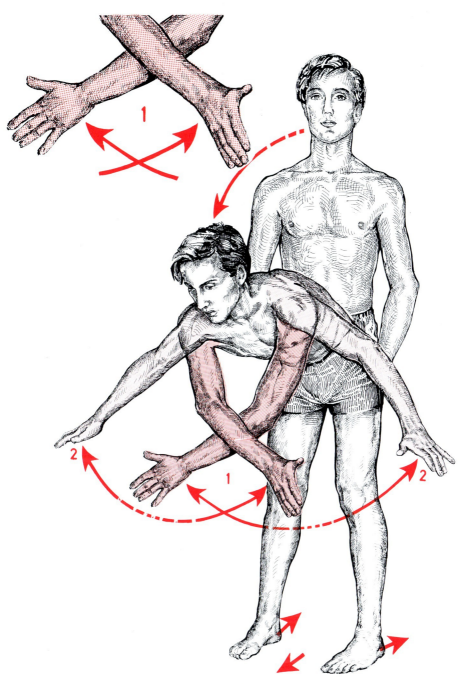

Oberkörper vorbeugen. Arme herabhängen lassen, auseinander (1)
und zusammenschwingen (2), 10mal.

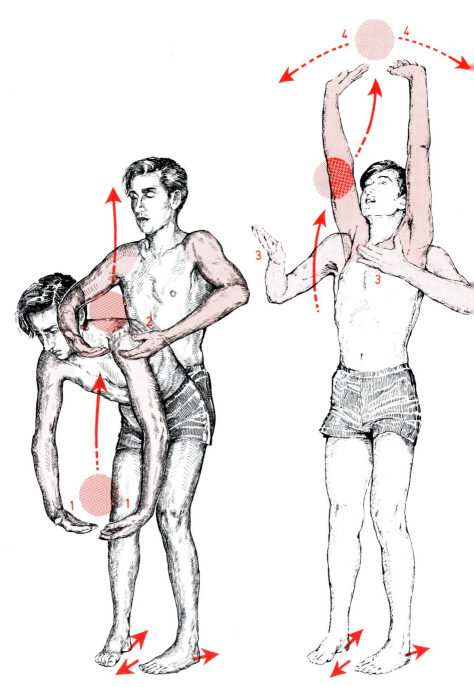

Handflächen nach oben drehen (1), bis zur Brust heben und Oberkörper dabei wieder aufrichten (2, 3). Finger spreizen und Hände mit nach
oben gewandten Handflächen aufwärts führen.

102

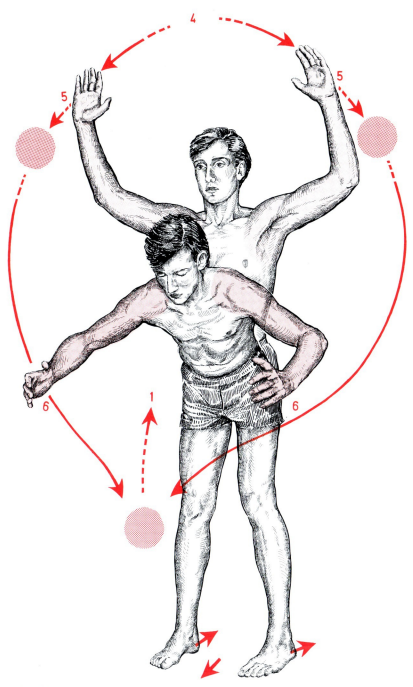

Handflächen über den Kopf heben (4), dann Arme kreisförmig ausladend zurück in Ausgangsposition (1) bringen. Den ganzen Bewegungsablauf 10mal.

6) Nach dem „Himmel-**Pflücken**" ballen Sie die Hände leicht zur Faust. Zuerst die linke Hand langsam senken und, als ob Sie nach etwas greifen wollten, langsam zur Brust zurückziehen. Dann dasselbe mit der rechten Hand.

Zum Abschluß der Übung ziehen Sie bitte (insgesamt zehnmal) abwechselnd die linke und die rechte Hand – gleichsam greifend – zur Brust zurück, so, als wollten Sie sich in ein weites Gewand, Badetuch o.ä. hüllen.

Dieser Bewegungsablauf weitet den Brustkorb (und führt zu optimistischer Haltung); zusätzlich stärkt er die Kraft der Arme.

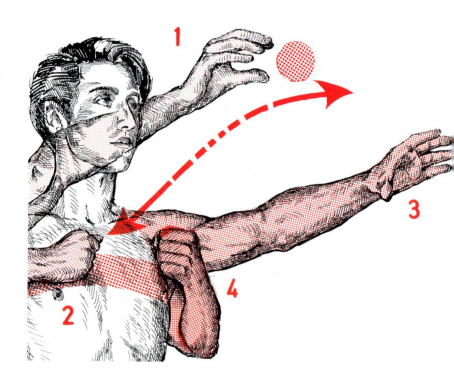

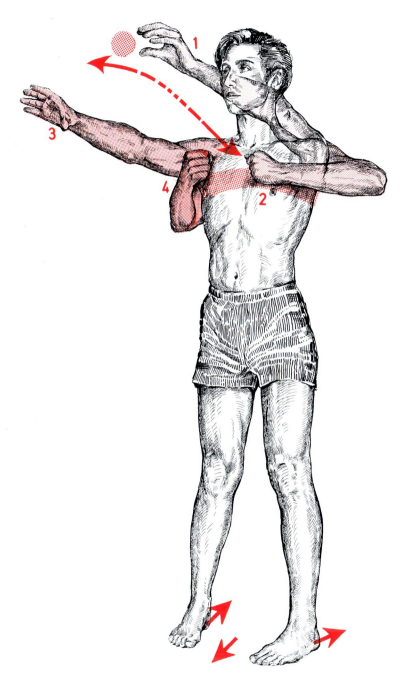

Abwechselnd rechten und linken Arm ausstrecken (1), sodann –
gleichsam greifend – zur Brust zurückziehen (2), 10mal.

3. Ruhemethode des Himmelskreises

Merkvers

Alles ist friedlich, gelöst und entspannt,
Alle Gedanken ins Nachher verbannt,
Keiner, der Geist oder Seele erreicht.
Augen und Mund sind geschlossen- ganz leicht-
Neunfach der Kreis, den die Zunge beschließt,
Speichel und QI in den DAN TIAN fließt.
QI wird in linkes und rechtes geteilt,
Daß sich's hinab zu den Füßen beeilt,
Hin zu den Füßen und wieder hinan,
Steißbein nimmt rechtes und linkes QI an.
Ungeteilt fließt's längs der Wirbel; verweilt
Zwischen den Schultern, wird wieder geteilt:
Außen die Arme hinab bis zur Hand,
Innen zurück bis zur Schulter gesandt.
Wieder vereint – bis zum halben Genick –
Wieder getrennt um das Ohr (und zurück)
Trifft es sich dort, wo sich's eben erst schied,
Daß es als Ganzes zur Stirne hin zieht,
Rinnt in den Mund, wird geschluckt und beschließt
Ruhig den Kreis, wenns zum DAN TIAN fließt.

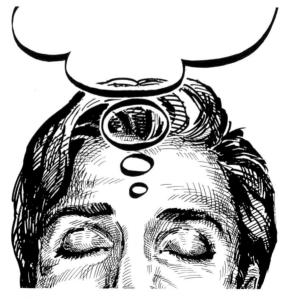

Alles ist friedlich, gelöst und entspannt.

Diese Übung heißt im Chinesischen „jiu zhuan lian huan dan" („neunmal DAN wenden") oder auch „Großer Himmelskreis".

Herz und Gemüt sind in Ruhe und doch konzentriert; mit Hilfe der Vorstellungskraft läßt man QI im ganzen Körper kreisen, sodaß sich „die Gedanken (YI) mit QI vereinigen". Ziel dieser Übung ist, das Gehirn und den ganzen Körper zu beruhigen. Wer diese Übung macht, soll ruhig und entspannt sein und wirre Gedanken von sich weisen. Diese Übung schafft sowohl Erholung bei geistiger Ermüdung als auch Entspannung bei Schlaflosigkeit.

Die Übersetzung des Begriffes QI macht Sprachforschern und anderen Gelehrten mehr oder weniger großes Kopfzerbrechen, und es würde zu weit führen, hier alle Deutungsversuche aufzuzählen, zumal es für die Effektivität dieser Übung von fraglicher Bedeutung wäre. Nach Ansicht der traditionellen chinesischen Medizin verfügt jedes Lebewesen über QI, sodaß man es grob mit „Lebenskraft" übersetzen könnte.

Begnügen Sie sich bei dieser Übung einfach damit, daß es QI gibt, das Sie nun einen bestimmten Weg gehen lassen werden.

Noch einmal sei betont, daß diese Übung nur bei innerer und äußerer Ruhe durchgeführt werden sollte, da sonst der Schaden größer sein könnte als der Nutzen. Wenn Sie also verärgert oder nervös sind, die Umgebung zu laut ist oder Sie sich kurz nach einer reichhaltigen Mahlzeit befinden, sollten Sie diese Übung besser unterlassen.

DAN TIAN

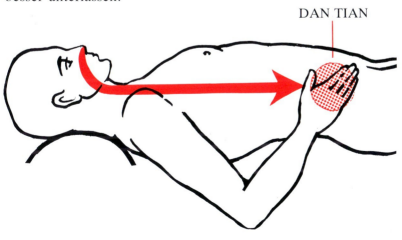

YIN

Vorstellung: Ein kleiner Ball rollt vom Schlüsselbein in der Mittellinie abwärts, teilt sich in zwei Bälle, von welchen je einer die vordere „Bügelfalte" bis zur Großzehe entlangrollt usf.

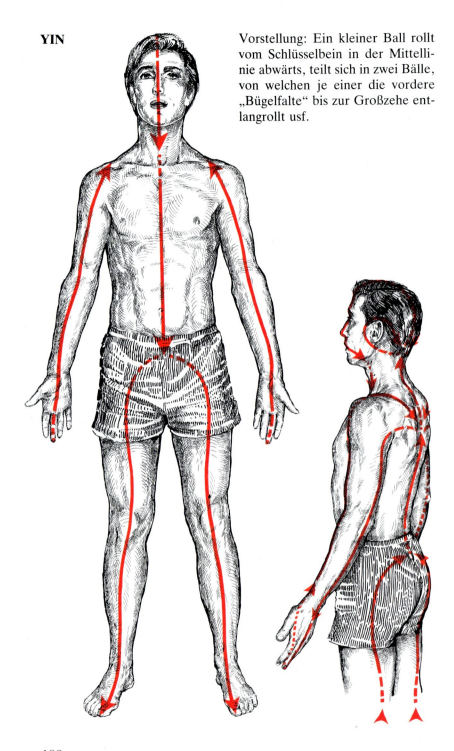

YANG

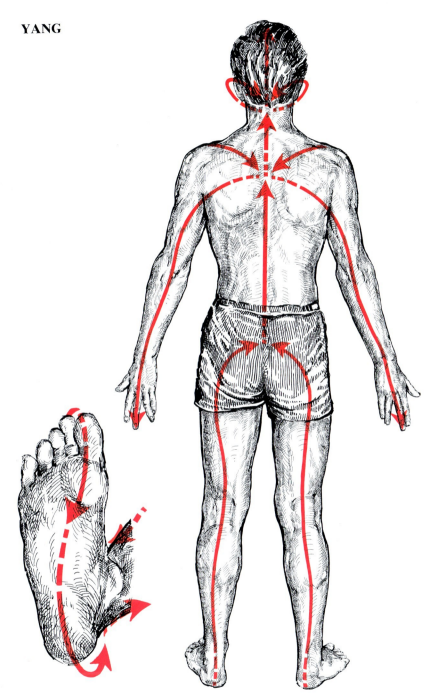

„Ruhemethode des Himmelskreises": Die Bahnen des QI auf einen Blick.

Übungsablauf

1) Eine bestimmte Körperhaltung ist nicht vorgeschrieben; Sie können sitzen oder liegen. Wichtig ist nur, daß Sie sich wohlfühlen und keine verkrampfte Haltung einnehmen.

2) Nun schließen Sie entspannt Augen und Mund, entledigen sich aller Gedanken (Sie können ruhig wieder einige Male aus- und einatmen und dabei an DAN TIAN denken) und entspannen den ganzen Körper.

3) Lassen Sie die Zungenspitze entlang der (nicht aufeinandergepreßten!) Zähne neunmal von links nach rechts kreisen. Dadurch entsteht im Mund viel Speichel (anfangs vielleicht nicht allzuviel; die Menge nimmt jedoch nach häufigerem Üben zu). In Gedanken (YI) werden nun Speichel und QI in den DAN TIAN gesandt.

4) QI wird in ein rechtes und ein linkes QI geteilt (für jedes Bein eines) und entlang der „Bügelfalte" durch die Knie bis zu den Spitzen der Großzehen geschickt, von dort in die Mitte der Fußballen und zur Ferse.

Von den Fersen senden Sie Ihr QI entlang der hinteren Bügelfalte durch die Kniekehlen bis zum Steißbein.

5) Beim Steißbein treffen rechtes und linkes QI wieder zusammen und vereinigen sich, um als e i n QI entlang der Wirbelsäule bis zwischen die Schultern zu wandern.

Hier wird QI wieder in ein rechtes und ein linkes geteilt, wovon jedes an der A u ß e nseite seines Armes bis zur Mittelfingerspitze wandert.

6) Von der Mittelfingerspitze aus fließt jedes QI durch seine Handfläche, sodann entlang der i n n e r e n Mittellinie des Armes zurück zu den Schultern, wo sich linkes und rechtes QI wieder vereinigen.

7) QI fließt den Nacken hinauf bis auf Höhe der Ohrläppchen, wird geteilt, umkreist die Ohren vor und zurück und trifft sich wieder in der Nackenmitte.

8) Von hier aus wandert das vereinigte QI über den Hinterkopf (entlang des Scheitels) bis zur Stirn und zwischen die Augen.

Es gelangt in den Mund, trifft auf die Zunge und wird mitsamt dem im Mund befindlichen Speichel wieder in den DAN TIAN geschluckt, womit sich der Kreis geschlossen hat.

Diese Übung soll man höchstens neunmal hintereinander ausführen. Falls während der Übung Unbehagen aufkommt, üben Sie bitte nicht weiter.

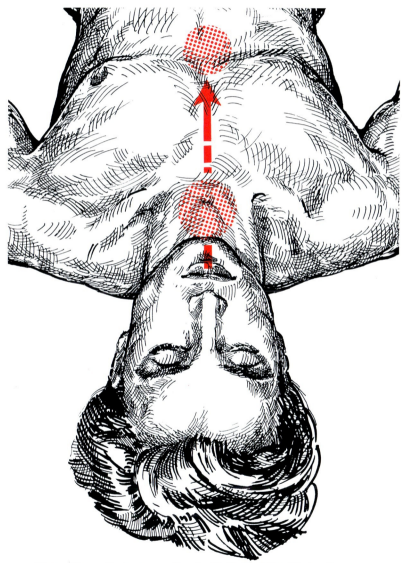

Vorstellung: Langsam rollt ein Ball die Mittellinie abwärts.

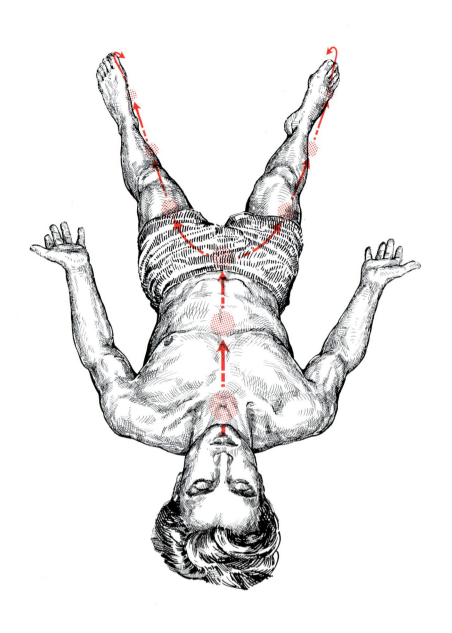

„Ruhemethode des Himmelskreises": Nach dem „Zungenkreisen"
wird "QI und Speichel" in den DAN TIAN geschluckt: sodann in ein
rechtes und linkes QI geteilt und entlang der vorderen Mittellinie der
Beine zu den Spitzen der Großzehen gesandt.

Das „Zungenkreisen" fördert die Speichelproduktion. Dies bedeutet in der modernen Medizin eine bessere Verdauung und Pflege der Mundhöhle, der Zähne und des Zahnfleisches. In der alt-chinesischen Medizin – ebenso wie in der modernen – ist die trockene Zunge oft Zeichen chronischer Krankheit; feuchte Zunge – also viel Speichel – ist ein gutes Zeichen und der Speichel führt „Lebenssaft". Das chinesische Zeichen für „Leben" setzt sich aus den Zeichen „Wasser" und „Zunge" zusammen, also „feuchte Zunge".

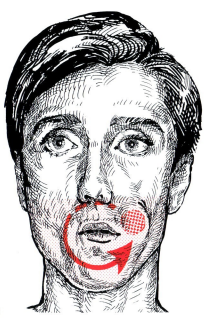

Starthilfe mit Speichel-Schlucken

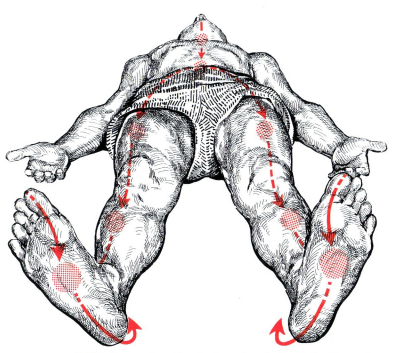

QI läuft von den Großzehen durch die Fußsohlenmitte.

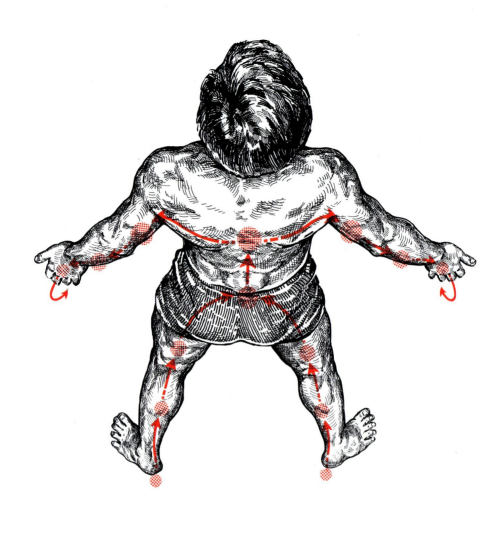

(Von unten gesehen, wie auf Glasplatte liegend.) QI läuft die hintere
„Bügelfalte" entlang aufwärts zum Steißbein, wo sich rechtes und
linkes QI wieder vereinigen, um ungeteilt bis zwischen die Schulter-
blätter zu gelangen. Zwischen den Schulterblättern teilt sich QI wieder
und läuft an der Außenseite der Arme bis zu den Mittelfingerspitzen.

114

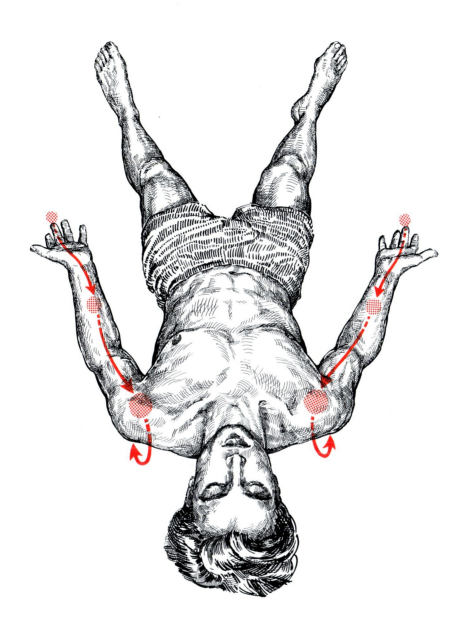

Von den Mittelfingerspitzen aus läuft QI durch die Handflächen und an der Innenseite der Arme wieder hinauf zu den Schultern.

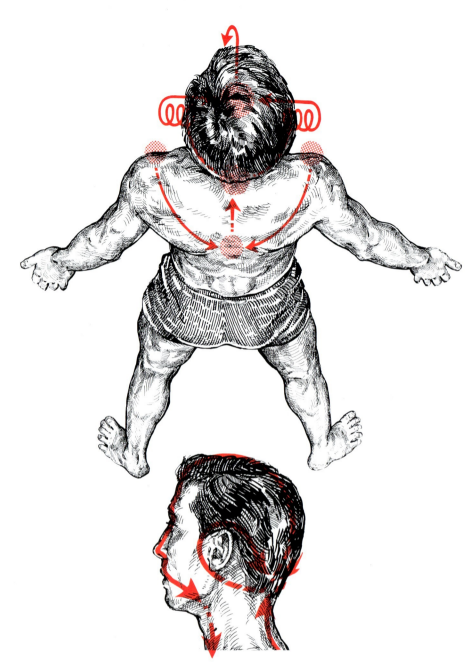

(Wie auf Glasplatte liegend.) Zwischen den Schulterblättern vereinigen sich die beiden QI wieder zu einem QI, dieses läuft das Genick entlang bis in Höhe der Ohren, wo es sich ein letztes Mal teilt, 3mal die Ohren umkreist und danach – wieder vereinigt – über Nacken, Hinterkopf und Scheitel zur Stirn gelangt.

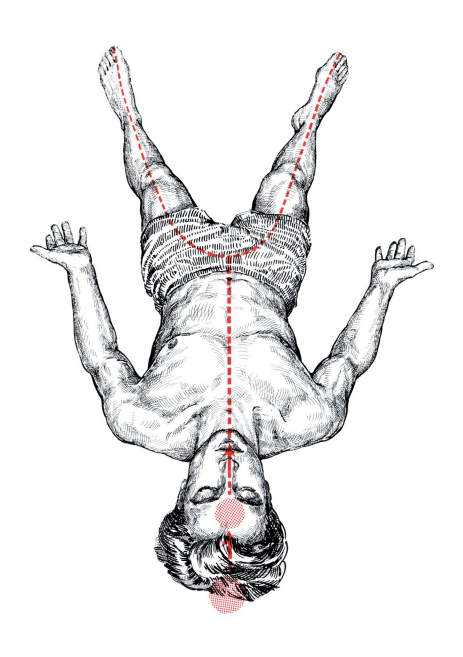

QI befindet sich zwischen den Augen, gelangt in den Mund, auf die Zunge und wird – zusammen mit dem Speichel – wieder in DAN TIAN geschluckt. Damit ist der Kreis geschlossen.

Schlußbemerkung der Herausgeber

Die hier beschriebenen Übungen für ein gesundes, langes Leben werden in China seit langem geübt und von Generation zu Generation weitergegeben.

Diese Übungen sind so einfach, daß sie jeder mühelos selbst erlernen kann. Sie bestehen aus Akupressur, Akupunktur-Massage, Atem- und Konzentrationsübungen, entsprechend einem Volks-QI-GONG.

QI GONG ist – neben der bei uns derzeit noch viel bekannteren Akupunktur – ein Teil des altchinesischen Medizinsystems, welches bestrebt ist, die unüberschaubare Vielfalt von Leben, Gesundheit und Krankheit auf wenige gemeinsame Faktoren zurückzuführen.

Denjenigen, die sich mit dem altchinesischen Medizinsystem bereits auseinandergesetzt haben, sind YIN/YANG (das binäre System, auf dem auch der Computer basiert), das Meridian-System, die Fünf Wandlungsphasen und der Begriff des QI sicherlich vertraut.

QI ist – ebenso wie YIN und YANG, aber auch wie zahlreiche moderne Fachausdrücke – eigentlich nicht übersetzbar, da es so vieldeutig ist, daß ein einziges deutsches Wort nicht ausreichen würde, all diese Bedeutungen umfassend auszudrücken. Eine der üblichen Vorstellungen, wonach QI mit „Lebenskraft" gleichzusetzen wäre, ist als Denkmodell jedoch durchaus brauchbar: Ein Zuviel an Lebenskraft muß verringert, ein Zuwenig vermehrt und gestärkt werden.

Dieses QI zirkuliert im Körper ebenso wie das Blut, aber man kann es fühlen: Ein „Pelzigwerden" z. B. der Hände, ein Kribbeln und Ausstrahlen entlang der Meridiane o. ä. wird mancher schon bei der Durchführung der hier beschriebenen Übungen spüren können.

QI läßt sich jedoch nicht nur subjektiv wahrnehmen, sondern es kann – nach den neuesten chinesischen, russischen u. a. Forschungsergebnissen – heute bereits z. T. auf physikalisch meßbare Faktoren zurückgeführt werden.

QI GONG heißt, das QI „lenken und regulieren". Heute wird es mancherorts bereits als „Wissenschaft vom Leben" übersetzt. Ein großangelegtes Forschungsprogramm in China (ähnlich der NASA in den USA) befaßt sich intensiv mit der weiteren Erforschung des Phänomens QI sowie den Auswirkungen des QI GONG.

Den Meridianverlauf der chinesischen Akupunktur ersehen Sie auf den Abbildungen der Seiten 120 und 121.

In über 100 eigenen QI-GONG-Kliniken werden Schwerkranke behandelt; ca. 40 Mio. Menschen erlernen QI GONG, um Krankheiten vorzubeugen.

Die Österreichische Wissenschaftliche Ärztegesellschaft für Akupunktur hat schon eine Reihe österreichischer Ärzte in den Grundlagen des QI GONG ausgebildet.

Interessenten für weitere Aktivitäten erhalten nähere Auskünfte unter der Anschrift der

Österreichischen Wissenschaftlichen Ärztegesellschaft für Akupunktur (G. König, I. Wancura), Präs. Dr. R. Kugler
A-1040 Wien, Schwindgasse 3,
Tel.: 0043-(0)1-505 03 92
          0043-(0)1-616 85 55, 0676-9193300
E-mail: office@akupunktur.org

Österreichische Qi Gong-Gesellschaft
A-1120 Wien, Postfach 128
Tel.: 0664-630 30 81

Wiener Schule für Traditionelle Chinesische Medizin
A-1160 Wien, Hasnerstr. 29/3
Tel.: 0043-(0)1-49 49 600
Fax: 0043-(0)1-49 41 464

Zu umseitigen Abbildungen:

QI zirkuliert entlang der Meridiane, strahlt von der massierten Stelle aus.

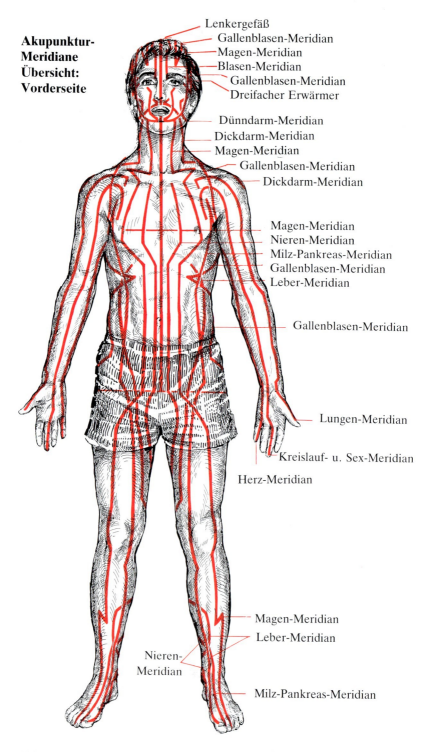

Akupunktur-Meridiane Übersicht: Vorderseite

Lenkergefäß
Gallenblasen-Meridian
Magen-Meridian
Blasen-Meridian
Gallenblasen-Meridian
Dreifacher Erwärmer

Dünndarm-Meridian
Dickdarm-Meridian
Magen-Meridian
Gallenblasen-Meridian
Dickdarm-Meridian

Magen-Meridian
Nieren-Meridian
Milz-Pankreas-Meridian
Gallenblasen-Meridian
Leber-Meridian

Gallenblasen-Meridian

Lungen-Meridian

Kreislauf- u. Sex-Meridian

Herz-Meridian

Magen-Meridian
Leber-Meridian

Nieren-Meridian

Milz-Pankreas-Meridian

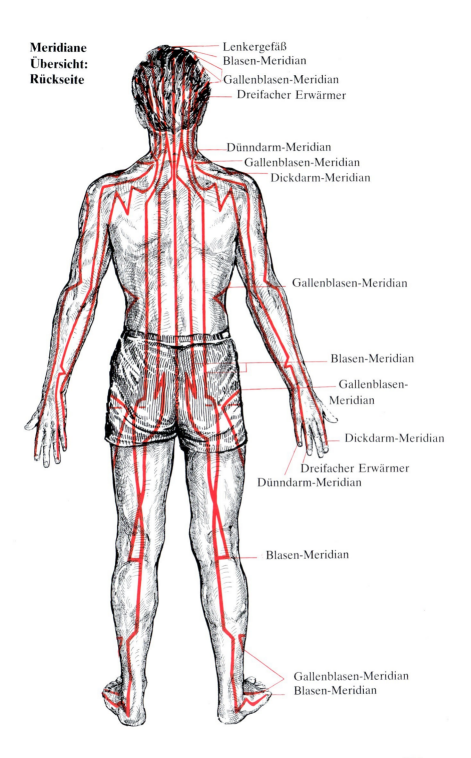

Meridiane Übersicht: Rückseite

Lenkergefäß
Blasen-Meridian
Gallenblasen-Meridian
Dreifacher Erwärmer

Dünndarm-Meridian
Gallenblasen-Meridian
Dickdarm-Meridian

Gallenblasen-Meridian

Blasen-Meridian

Gallenblasen-Meridian

Dickdarm-Meridian

Dreifacher Erwärmer
Dünndarm-Meridian

Blasen-Meridian

Gallenblasen-Meridian
Blasen-Meridian

121

G. KÖNIG und I. WANCURA-KAMPIK

Neue Chinesische Akupunktur
Lehrbuch und Atlas
mit naturwissenschaftlichen Erklärungen

6. überarbeitete und erweiterte Auflage, 310 Seiten,
108 Abbildungen und Skizzen, Euro 57,40

Dieses Buch hat sich als Standardwerk im deutschsprachigen Raum etabliert. Es bringt die wichtigsten Akupunkturpunkte mit Angabe von Lage, Stichtechnik und Indikation: 110 neu gefundene Punkte (Neu-P.) – 171 Punkte außerhalb der Meridiane (PaM) – 361 Meridianpunkte, 18 Punkte der Handakupunktur. Text und dazugehöriger Bildausschnitt sind auf einer Doppelseite so angeordnet, daß beide gleichzeitig und mit einem Blick erfaßt werden können.

Neben einem ausführlichen alphabetisch geordneten Indikationsverzeichnis und einer Anleitung der zur Zeit am häufigsten üblichen chinesischen Behandlungstechnik enthält es eine theoretische Studie über eine naturwissenschaftliche Erklärungsmöglichkeit für einen Teil der „traditionellen chinesischen Medizin". Das Literaturverzeichnis enthält 600 Arbeiten.

G. KÖNIG und I. WANCURA-KAMPIK

Punkte und Regeln
der Neuen Chinesischen Akupunktur

5. Auflage, 8 Seiten Text, 4 Tafeln im Fünffarbendruck,
Kst., Euro 35,60

Die gleichzeitige vielfarbige Darstellung aller Akupunkturpunkte und die topographische Beziehung der Punkte zueinander und zu den Meridianen sowie die Meridian-Regeln sind ein Hilfsmittel zur Anwendung der Neuen Chinesischen Akupunktur.

VERLAG WILHELM MAUDRICH
Wien – München – Bern

G. KÖNIG und I. WANCURA-KAMPIK
Praxis und Theorie
der Neuen Chinesischen Akupunktur
Die persönlichen Erfahrungen eines 1 $^1/_2$-jährigen Akupunktur-
Studiums an chinesischen Universitätskliniken

Band 1: **KONSTITUTIONSLEHRE,
KRANKHEITSLEHRE,
BEWEGUNGSAPPARAT**

3. überarbeitete Auflage, 397 Seiten, 380 Abbildungen
und Skizzen, gebunden, Euro 99,–

Band 2: **ANLEITUNG ZUR AKUPUNKTURTHERAPIE
BEI KOPFSCHMERZEN, BEI VEGETATIVEN
STÖRUNGEN, BEI INNEREN KRANKHEITEN
– DIE TRAD.-CHIN. GANZHEITSMEDIZIN**

3. überarbeitete Auflage, 400 Seiten, 152 Abbildungen
und Skizzen, gebunden, Euro 99,–

Band 3: **OHR-AKUPUNKTUR**

2. überarbeitete Auflage, 400 Seiten, 152 Abbildungen,
18 Tabellen, gebunden, Euro 99,–

Band 4: **CHINESISCHE HEILMASSAGE – TUINA-
THERAPIE – AKUPRESSUR**

247 Seiten, 187 Abbildungen, 4 Tabellen,
gebunden, Euro 47,90

Band 5: **AKUPUNKTUR UND MANUELLE MEDIZIN
IN PRAXIS UND THEORIE**

414 Seiten, 1.500 teilweise farbige Abbildungen und Skizzen,
gebunden, Euro 144,–

VERLAG WILHELM MAUDRICH
Wien – München – Bern